Ralf Moll

Individuell fasten

Entdecke Deinen Fastentyp – mit Wochenplänen und
Rezepten zum Saft-, Früchte- und Suppenfasten

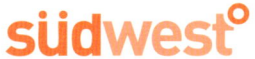

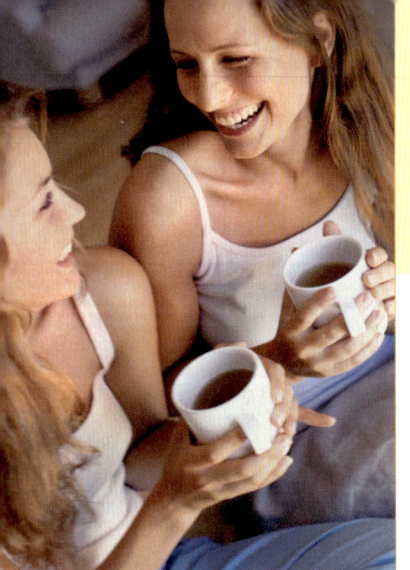

Inhalt

Wer nicht gerne alleine fastet, schließt sich einer Fastengruppe an und erlebt die Zeit gemeinsam.

Fasten reinigt und setzt Energie frei   4

Typfasten nach Moll   5

Gutes für den ganzen Körper   6

Eigene Kräfte mobilisieren   7

Energiefluss wieder
in Gang setzen   7
Stoffwechselumstellung   8

Übersäuert durch Nahrung   9

Säure-Basen-Haushalt   9
Schlackenstoffe
unter der Lupe   10
Wer darf nicht fasten?   12

Schönheit von innen   13

Fasten reinigt die Haut   13
Hilft bei Müdigkeit und
Leistungsabfall   13
Hilft bei Kopfschmerzen
und Migräne   14
Hilft bei Gelenkproblemen   14

Hilft bei Verdauungs-
problemen   14
Bei chronischen
Erkältungskrankeiten   15
Verbessert viele Blutwerte   15

Individuell fasten – was ist das?   16

Jeder Mensch ist anders   17

Unterschiedliche
Energieverwertung   17

Welche Fastenart für welchen Typ?   19

Das Ernährungsnaturell:
der Kapha-Typ   20
Das Bewegungsnaturell:
der Pitta-Typ   21
Das Empfindungsnaturell:
der Vata-Typ   23
Mischnaturelle   25
Saftfasten für Kapha-Typen   26
Früchtefasten für Pitta-Typen   28
Suppenfasten für Vata-Typen   30
Joker Suppenfasten   31
Welcher Fastentyp sind Sie?   32

Der Aufbau der Fastenwoche   34

Die diversen Tätigkeiten   35

Den Hausarzt aufsuchen   35
Welches Ernährungs-
naturell bin ich?   35

In der Saftfastenwoche gibt es jeden Morgen eine heiße Zitrone.

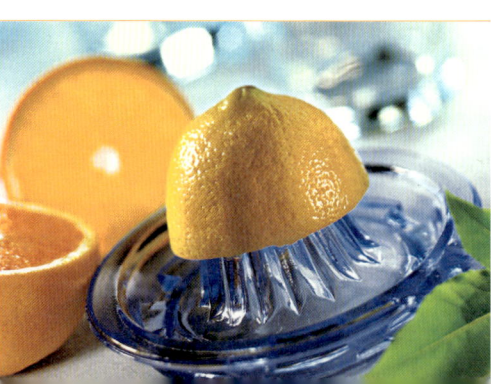

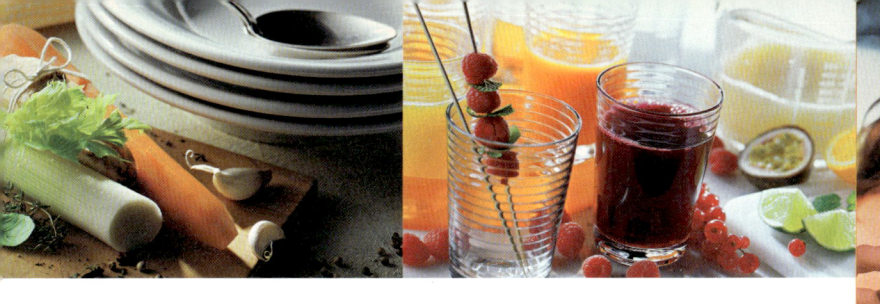

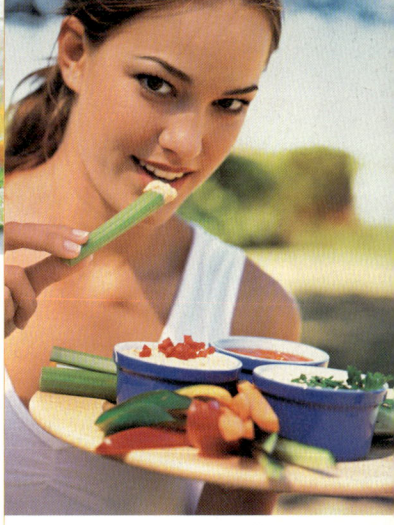

Das Herzstück der
Fastenwoche: Trinken   36

Die Zunge reinigen   38

Die Öl-Zieh-Kur   38

Das Trockenbürsten   39

Der Einlauf   39

Die Wechseldusche   41

Die grüne Tonerde   41

Der Brottrunk   41

Der Leberwickel   42

Die Chlorella-Alge   43

Entspannung für die Seele   43

Massagen und Einreibungen   44

Sauna   44

Warmes Fußbad   44

Einkaufsliste für die
Zeit des Fastens   45

Fitness-Workout: Fit durch die
individuelle Fastenwoche   46

**Der Ablauf
im Einzelnen   48**

Die Entlastungstage vorab   49

Der 1. Entlastungstag   49

Der 2. Entlastungstag   51

Die eigentlichen Fastentage   52

Der 1. Fastentag: Entgiftung   52

Der 2. Fastentag:
Die Darmreinigung   54

Der 3. Fastentag:
Stärkung des Immunsystems   55

Der 4. Fastentag:
Fatburner-Enzymtag   57

Der 5. Fastentag:
Blutreinigung   58

Der 6. Fastentag: Schönheit für
Haut, Haare und Nägel   59

Die Aufbautage danach   60

Der 1. Aufbautag   60

Der 2. Aufbautag   61

Die Saftfastenwoche
auf einen Blick   62

Die Früchtefastenwoche
auf einen Blick   64

Die Suppenfastenwoche
auf einen Blick   66

**Erholsam fasten
mit den richtigen
Rezepten   68**

Saftpressen im Vergleich   69

Rezepte für das
Saftfasten   70

Rezepte für das
Früchtefasten   78

Rezepte für das
Suppenfasten   84

Rezepte für die
Entlastungs-
und Aufbautage   92

Register   95

Impressum   96

*Suppenfasten, Saftfasten oder
Früchtefasten – das Fasten nach
Moll bietet für jeden Typ die ideale
Art zum Entschlacken.*

*Zur Ruhe kommen und die Welt
um sich herum wieder wahrneh-
men – beim Fasten inbegriffen.*

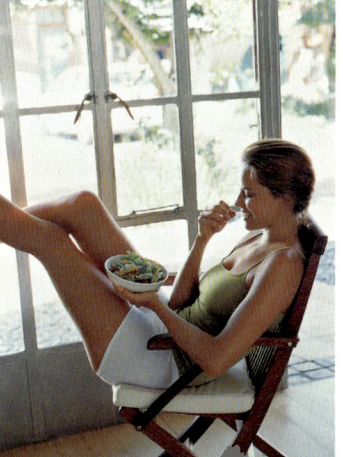

Fasten reinigt und setzt Energie frei

Individuell fasten, je nach Konstitution und Stoffwechsel mit frischen Säften, sonnengereiften Früchten oder basischen Gemüsesuppen, hilft, den eigenen Körper wieder ins Lot zu bringen. Eine Woche Fasten in Kombination mit viel Bewegung an der frischen Luft bezeichnen viele Teilnehmer des Fastenwanderzentrums Birkhalde im Schwarzwald als Energietankstelle, um einmal im Jahr ihren Körper zu reinigen und gleichzeitig ihre Akkus wieder aufzufüllen.

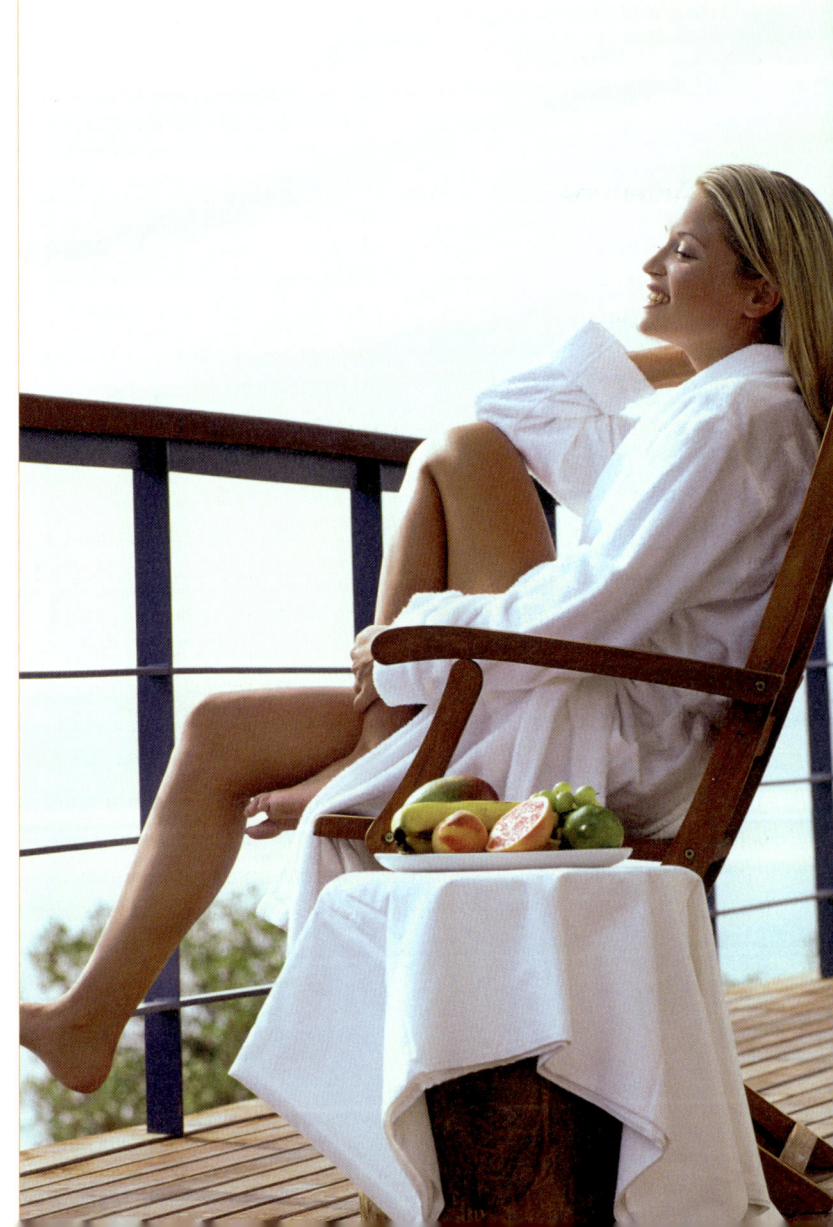

Typfasten nach Moll

In meinen langjährigen Erfahrungen als Ernährungstherapeut und Fastenleiter in einer Klinik für Stoffwechselerkrankungen konnte ich immer wieder beobachten, dass sich viele Menschen beim einheitlichen klassischen Saftfasten nach der Buchinger-Methode hervorragend fühlten. Andere hatten aber Fastenkrisen wie z. B. Kreislaufbeschwerden, Unterzuckerung oder starke Müdigkeit.

Unter Anleitung zum Erfolg

Das gehört nun der Vergangenheit an. Fasten kann allen Menschen Spaß machen und ihnen Wohlbefinden und Vitalität bescheren. Diese Erfahrung machen wir seit über 13 Jahren jede Woche in unserem Fastenwanderzentrum im Schwarzwald. Nun geben wir Ihnen mit diesem Buch einen Leitfaden an die Hand, der Sie auch zu Hause sicher durch die Fastenwoche führt.

Fasten ist eine Art Schönheitsbehandlung

Sie lernen alles Wissenswerte zum Thema Fasten. Durch unseren Fastentest auf Seite 33 erfahren Sie dann, welche Fastenart optimal zu ihrem Naturell passt und wie Sie sich beim Saftfasten, Früchtefasten bzw. Suppenfasten richtig ernähren. Tägliche Fitnessübungen für Bauch, Beine und Po bringen Ihren Körper in Form. Sie bekommen eine reine Haut, einen flacheren Bauch, die Haare und Fingernägel werden wieder kräftig und die Oberschenkel straffer. Sie reinigen Ihren Darm und entwickeln einen klaren Geist. Kopfschmerz und Migräne, Darmprobleme, Allergien und Hautreaktionen, schlechte Blut- und Cholesterinwerte sowie Bluthochdruck können durch das individuelle Fasten gelindert, verbessert oder geheilt werden. Die Geschichte von Lilli zeigt auf, mit welchen Erfolgen, Herausforderungen und Hürden Sie in der Fastenwoche zu rechnen haben.

Ralf Moll

»Du kannst im Leben alles erreichen, wenn Du denken kannst, wenn Du erwarten kannst, wenn Du fasten kannst.« (Hermann Hesse)

Gutes für den ganzen Körper

Kennen Sie noch den Zustand, wo Ihnen alles leicht von der Hand ging? Diese Augenblicke sind etwas Besonderes, man erbringt Höchstleistungen ohne sich anzustrengen – Psychologen sprechen vom »Flow«. Der Adler lebt im Flow, er nutzt die Kraft des Windes und klinkt sich in den Aufwind ein. Doch unser Alltag ist oft anders. Durch Termine und Zeitdruck fühlen wir uns müde, energielos, ausgebrannt. Eine Fastenwoche hilft, Energie zu tanken und wieder den Flow-Zustand zu erreichen.

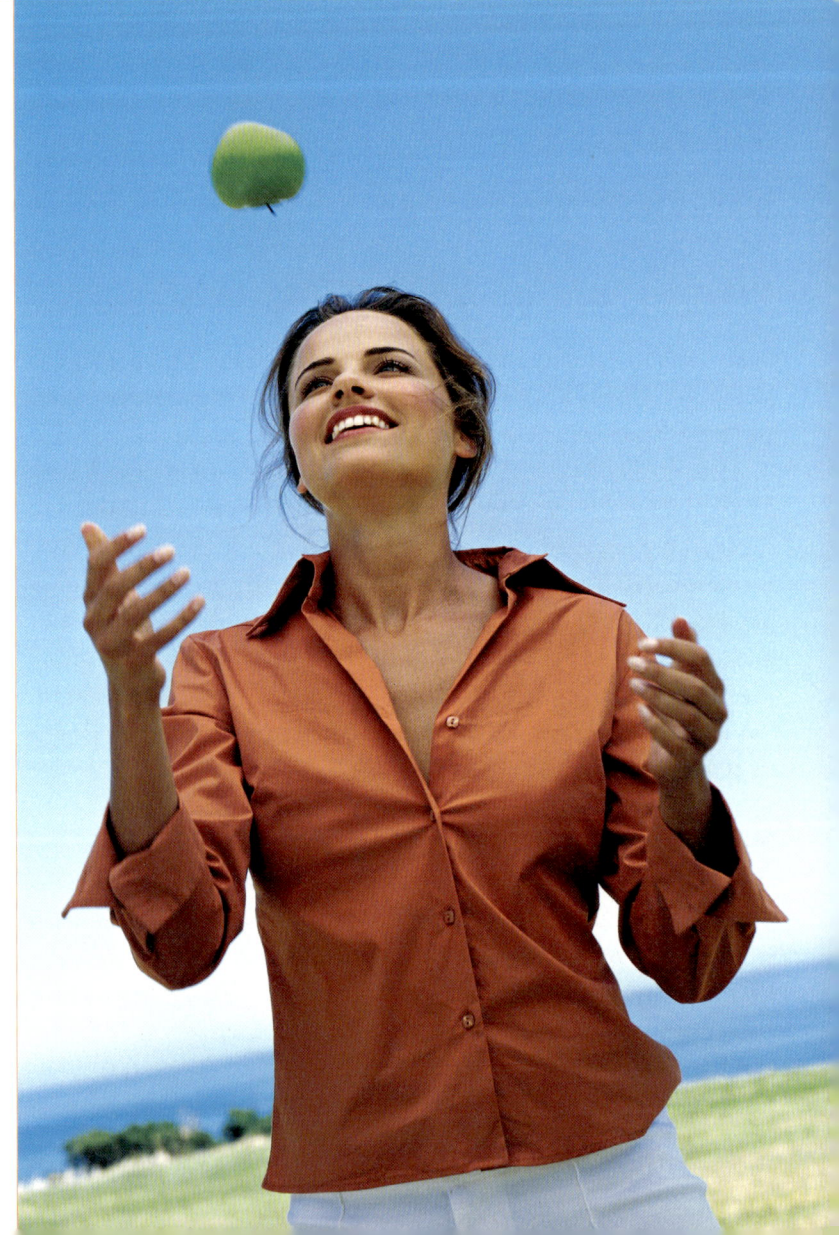

Eigene Kräfte mobilisieren

Um die Blockaden des eigenen Energieflusses zu beseitigen, den Zustand des tatkräftigen »Flows« wieder zu erreichen, brauchen Sie eine Auszeit vom Alltag, einen entschlackten Körper und ein Fitnesstraining, das Spaß macht. Fasten ist Ihre persönliche Kraftquelle, die Sie ein- bis zweimal im Jahr nutzen können. Mit einer Fastenwoche erreichen Sie den Flow-Zustand und erlangen Ihre Begeisterung für das Leben wieder.

Energiefluss wieder in Gang setzen

Fasten heißt, von seinen Körper- und Fettreserven auf Hüfte, Po und Bauch für eine bestimmte Zeit zu leben, begleitet von einer Bewegung die Spaß macht und einem Entsäuerungsprogramm. Dieses sogenannte Buchinger-Fasten wurde von dem Arzt Otto Buchinger in den 1930er-Jahren entwickelt und empfiehlt die Aufnahme von ausreichend Flüssigkeit in Form von Tee, Wasser, Gemüsebrühe und frischen Säften. Das Typfasten nach Moll ist eine Erweiterung der Buchinger-Methode, in der man nicht nur mit Säften, Tee, Brühe und Wasser fastet, sondern je nach Naturell auch mit leckeren Früchten oder warmen Gemüsesuppen. Entsprechend heißen die drei Fastenarten Saftfasten, Früchtefasten und Suppenfasten und dauern jeweils eine Woche.

Leistungsfähigkeit steigern

Eine leichte Anstrengung ist im Fasten sinnvoll und fördert die Entschlackung und die Fettverbrennung. Durch eine leichte körperliche Fitness in der Fastenzeit wie z. B. Dehnen, Wandern, Laufen, Nordic Walking oder Spazierengehen reduziert sich der Eiweißverbrauch und der Kreislauf bleibt stabil. Die »fettverheizenden Öfen« in Ihrem Körper werden aktiv.

Durch das individuelle Fasten mit frischen Säften, leckeren Früchten und köstlichen Suppen werden alle Zellen unseres Körpers mit lebenswichtigen Vitalstoffen versorgt sowie eingelagerte Schlacken ausgeschieden.

Natürliches Fasten

Wussten Sie, dass Sie die Hälfte Ihres Lebens ohnehin fasten? Richtig, nachts ist der Körper im Fastenstoffwechsel, er nimmt die Energie für die Stoffwechselvorgänge aus seinen Fettreserven. Die Nahrung vom Vortag wird abgebaut und die Schlacken werden am anderen Morgen über den Stuhl und den Urin ausgeschieden. Jetzt ist Ihnen auch klar, warum Ihr Urin morgens immer eine gelbe Farbe hat und Ihre Zunge stärker belegt ist. Der Körper ist morgens in der Ausscheidungsphase und möchte sich von der nächtlichen Fastenzeit reinigen. Je mehr Wasser ohne Kohlensäure Sie morgens trinken, umso schneller werden die nächtlichen Schlacken ausgeschieden. Auch im Sprachgebrauch ist der menschliche Lebensrhythmus Essen am Tag und Fasten in der Nacht verankert. Engländer nennen ihr Frühstück »breakfast«, also Fastenbrechen.

> Fasten und Essen sind Pole wie Anspannung und Entspannung, wie Wachsein und Schlafen; es ist kein Problem für den Stoffwechsel eine Zeit lang sich von seinen Reserven zu ernähren.

Stoffwechselumstellung

In der Fastenzeit wird der Verdauungsapparat weitgehend ruhig gestellt und die frei werdende Energie zur Regeneration, zum Entschlacken, Entsäuern und Entgiften verwendet. Die Verdauungsarbeit beansprucht 30 % des Energieaufwandes, diese Energie wird beim Fasten eingespart und für die Entschlackung und die Neubildung gesunder Zellen verwendet.

Der Körper geht an seine Reserven

In den ersten Fastentagen verbraucht der Körper zunächst seine Kohlenhydratreserven zur Energiegewinnung in der Leber und den Muskeln und holt nach und nach die Energie aus den Fettdepots. Er fährt den Stoffwechsel etwas auf Sparflamme, um Energie zu sparen. Ab dem zweiten Fastentag geht der Körper an die Fettpölsterchen, um Energie zu bekommen, die Fettsäuren aus den Fettzellen werden verbrannt. Je mehr Sie sich in dieser Zeit bewegen, desto mehr Fett kann verbrannt werden. Die Pfunde purzeln mit jedem weiteren Fastentag, und das Tolle ist, durch die Bewegung wird kein wertvolles Muskeleiweiß zur Energiegewinnung herangezogen. Im Vergleich zu vielen Diäten wird Ihr Körper richtig entschlackt. Zellen und Gewebe können sich verjüngen und regenerieren.

Übersäuert durch Nahrung

Ein wichtiges Ziel beim Fasten ist, den Säure-Basen-Haushalt des Körpers wieder ins Gleichgewicht zu bringen. Denn durch falsche Ernährungsgewohnheiten, Stress und Bewegungsmangel kommt es in vielen Fällen im Laufe der Zeit zu einer chronischen Übersäuerung des Stoffwechsels. Dies äußert sich darin, dass die Betroffenen oft müde sind und über abnehmende Leistungsfähigkeit und andere Beschwerden klagen.

Individuell fasten ist auch für dünne, hagere Menschen geeignet sowie für Leute, die permanent frieren. Das typgerechte Fasten gleicht ihre Schwachpunkte gezielt aus.

Säure-Basen-Haushalt

Der Säure-Basen-Haushalt reguliert alle Stoffwechselabläufe im Körper. Der Körper besteht zu 30% aus sauren und zu 70% aus basischen Säften. Verschiebt sich das Körpergleichgewicht zwischen Säuren und Basen im Laufe der Zeit zur sauren Seite hin, spricht man von latenter Azidose oder Übersäuerung. Wenn man zu lange Zeit zu viele tierische Produkte wie Fleisch, Wurst und Käse sowie versteckte Zucker in Form von Süßwaren, Limonaden und Backwaren verzehrt, kann es zu einer Übersäuerung des Stoffwechsels kommen. Beim Umbau der aufgenommenen Nahrung in körpereigene Substanzen bildet der Körper Säuren: Aus tierischen Lebensmitteln bildet er beispielsweise Harnsäure und aus zuckerhaltigen Lebensmitteln und Alkohol Essigsäure. Wenn diese Säurebelastung jahrzehntelang anhält, können die Säuren vom basischen Blut nicht mehr neutralisiert und über die Nieren ausgeschieden werden. Der Körper bindet dann die Säuren an Mineralien und lagert sie als Schlackenstoffe im Gewebe und Zellstoffwechsel ab. Die Folge der Übersäuerung sind also Stoffwechselstörungen verschiedenster Art, da die roten Blutkörperchen sich bei saurer Stoffwechsellage nicht verformen und den Sauerstoff nicht in die Zellen transportieren können. Ihre eigentliche Arbeit, die Zellen mit Sauerstoff zu versorgen, damit diese optimal arbeiten können, wird so auf Dauer nicht erfüllt werden können. Die ersten Anzeigen einer beginnenden Übersäuerung und Verschlackung des Körpers sind Müdigkeit, Energielosigkeit, Schlaflosigkeit, trockene Haut, brüchige Fingernägel, Haarausfall, Zellulitis, Gelenksschmerzen und Kreislaufbeschwerden. Die Arteriosklerose, die Kalkablagerungen in den Blutgefäßen, ist das Endstadium der Verschlackung. Sie kann zu Herzinfarkt und Schlaganfall führen.

Die roten Blutkörperchen verlieren bei zu starker Säurebelastung ihre Fähigkeit sich zu verformen, sie werden steif. Durch diese fehlende Elastizität können sie nicht mehr die feinsten Kapillaren, die kleinsten Blutgefäße, passieren. In der Folge kommt der Sauerstoff nur unzureichend in die Zellen.

Schlackenstoffe unter der Lupe

Ist der Säure-Basen-Haushalt in die Schieflage geraten, mobilisiert der Körper Mineralstoffe und Spurenelemente wie Kalzium, Magnesium, Eisen, Zink und Selen aus seinen Depots (Haare, Fingernägel, Haut, Knochen, Blut und Zähne), um ihn auszugleichen. Er bindet die Säuren an seine Mineralien an und lagert sie als saure Salze, die sogenannten Schlacken, im Fett- und Bindegewebe, im Darm und in den Gelenken ab, um sich selbst zu schützen.

Die unbeliebte Zellulitis

Bei Frauen lagern sich die Schlackenstoffe im Laufe der Zeit in das Fettgewebe von Oberschenkeln und Oberarmen ein, wobei es zu einer Verquellung des Unterhautzellgewebes kommt. Dieser unbeliebten Orangenhaut (Zellulitis) kann durch individuelles Fasten, kombiniert mit viel Bewegung, entgegengewirkt werden. Der Körper scheidet dann die Schlackenstoffe aus. Sie straffen also Ihre Oberschenkel und nehmen ein paar Kilogramm an Gewicht ab.

Fasten reinigt den Körper

Beim Fasten werden folgende Schlackenstoffe ausgeschieden:

- Abbauprodukte aus dem Entzündungsstoffwechsel, die über Blut und Lymphe nicht richtig ausgeschieden werden konnten
- Abbauprodukte des Eiweißstoffwechsels, Darmfäulnisprodukte wie Ammoniak, Indol, Skatol sowie Harnsäure und Harnstoff
- Alte, kranke, geschwächte Zellen
- Eiweiß und eiweißhaltige Produkte (Kollagen, Gallenfarbstoffe, Antigen-Antikörperkomplexe)
- Fette und Fettsäuren, fettähnliche Stoffe, Cholesterin, flüchtige Fettsäuren etc.
- Lebensmittelzusatzstoffe: Farbstoffe, Geschmacksstoffe und Konservierungsstoffe
- Medikamentenrückstände: Quecksilber aus Dentalamalgam
- Rückstände aus landwirtschaftlicher Produktion: Düngemittel, Pestizide, Arzneimittel
- Säuren und deren Salze: Harnsäure, Phosphorsäure, Schwefelsäure
- Umweltgifte, Schwermetalle: Blei, Cadmium, Quecksilber

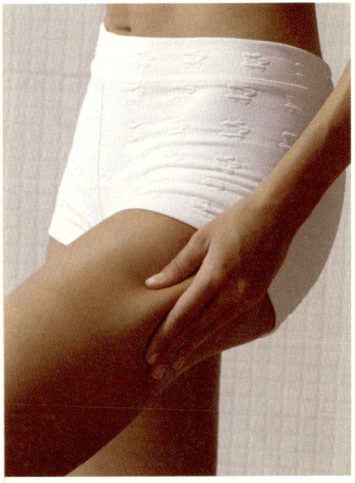

Beim Fasten wird die Haut merklich straffer, die Dellen an den Oberschenkeln nehmen ab.

Fleischeslust – Harnsäurefrust

Die Verschlackung durch Harnsäure zeigt sich in Gelenken und Bindegewebe. Harnsäure entsteht beim Abbau von Purinen, und unser Körper stellt sie sogar selber her. Wenn jedoch zu viele Purine aufgenommen werden, etwa durch den hohen Verzehr von tierischem Eiweiß – Fleisch, Milchprodukte, Ei, Geflügel, Meeresfrüchte und Fisch –, steigt ihre Konzentration im Blut zu sehr an und die Niere schafft es nicht mehr, sie auszuscheiden. Bei schlechter Entsäuerung wird die Säure dann im Gewebe zwischengelagert. Während der Fastenzeit gelangt Harnsäure vermehrt ins Blut, da sie aus den Gelenken ausgeschwemmt wird und alte Zellen abgebaut werden. Sie wird mit Basen neutralisiert und ausgeschieden.

Schlacken blockieren die Sauerstoffzufuhr in die Zellen und damit Ihre Leistungsfähigkeit. Abhilfe schafft regelmäßiges Fasten, um den Säure-Basen-Haushalt wieder ins Gleichgewicht zu bringen, viel Flüssigkeit aufnehmen, basische Mineralien zuführen und regelmäßige Bewegung.

Sind Sie übersäuert?

Bitte kreuzen Sie die zutreffende Antwort an	**Ja**	**Nein**
Fühlen Sie sich abgeschlagen und energielos?	☐	☐
Haben Sie öfters Kopfschmerzen?	☐	☐
Leiden Sie unter Sodbrennen?	☐	☐
Haben Sie Verdauungsprobleme (Blähungen, Verstopfung, Candida-Mykosen)?	☐	☐
Schmerzen Ihre Gelenke?	☐	☐
Leiden Sie an Haarausfall?	☐	☐
Haben Sie brüchige Fingernägel?	☐	☐
Leiden Sie an Allergien, Heuschnupfen, Asthma?	☐	☐
Trinken Sie regelmäßig Alkohol oder Kaffee?	☐	☐
Essen Sie täglich tierische Produkte, Fast Food, Fertigprodukte?	☐	☐
Machen Sie unregelmäßig Urlaub?	☐	☐
Haben Sie Stress, Ärger, Sorgen, Kummer?	☐	☐
Haben Sie Schmerzen an der Wirbelsäule?	☐	☐
Haben Sie Bluthochdruck, erhöhte Blutfettwerte oder einen erhöhten Cholesterinspiegel?	☐	☐
Sind Sie Typ-2-Diabetiker?	☐	☐

Haben Sie eine oder mehrere Fragen mit »Ja« beantwortet, dann haben Sie Anzeichen einer Übersäuerung. Mit dem individuellen Fasten können Sie entsprechend Ihrem Naturell entschlacken.

Wer darf nicht fasten?

Nicht geeignet ist eine Fastenwoche für unterernährte, geschwächte Personen, Kinder, Magersüchtige und Menschen mit schweren Psychosen, Menschen mit starker Schilddrüsenüberfunktion und Nierenerkrankungen sowie für Schwangere und Stillende. Bei fortgeschrittenen chronischen Erkrankungen sollten Sie nur unter therapeutischer Aufsicht fasten. Falls Sie unsicher sind, ob Sie fasten können, fragen Sie Ihren Arzt oder Heilpraktiker.

Schönheit von innen

Eine Woche individuelles Fasten kommt einer Schönheitsbehandlung gleich. Dabei erhält der Körper die benötigten Vitalstoffe aus frischen Säften, Gemüsebrühen, Dips, Obst und Fruchtgemüse.

Fasten reinigt die Haut

Die Haut ist ein wichtiges Ausscheidungsorgan, das vor allem als solches aktiviert wird, wenn Darm, Leber, Lunge und Niere nicht in der Lage waren, Säuren auszuscheiden. Sie reagiert mit Unreinheiten, Entzündungen und Ekzemen. Während des Fastens ist die Zufuhr und Bildung von Entzündungsstoffen im Darm sowie deren Botenstoffe wie die biogenen Amine Histamin, Tyramin, Tryptamin und Serotonin stark reduziert, die für allergische Symptome wie Rötung, Schwellung und Juckreiz verantwortlich sind. Während der Fastenzeit kommt es zu einer erheblichen Verbesserung allergischer Symptome.

Für alle Allergiker bedeutet die Fastenzeit eine allergenfreie Zeit. Entzündungsstoffe werden ausgeschieden und das Immunsystem kann sich erholen.

Hilft bei Müdigkeit und Leistungsabfall

Schwere Beine und Muskeln sind oft übersäuert. Schlafstörungen, Konzentrationsschwäche und Leistungsschwäche zeigen Erschöpfung an. Naturheilkundlich betrachtet, ist Müdigkeit der Schmerz der Leber und hängt direkt mit dem Grad der Übersäuerung und Verschlackung zusammen. Eine durch ungesunde Ernährung gebildete Fettleber ist überfordert und entgiftet nicht richtig. Das Blut wird unzureichend gereinigt, der Sauerstoff gelangt nicht ausreichend in die Muskel- und Organzellen. Somit kann die notwendige Energie für Leistung nicht richtig produziert werden. Fasten baut die Fettleber ab und scheidet die Schlacken aus dem Blut aus. Der Cholesterinspiegel geht in den Normbereich zurück.

Hilft bei Kopfschmerzen und Migräne

Kennen Sie auch diesen quälenden, stechenden, ziehenden Schmerz, der zwischen Nacken und Stirn auftritt und Sie den ganzen Tag belästigt oder sogar ganz lahm legt? Vielleicht verstärken Nahrungsmittel mit einem hohen Histamingehalt wie Käse, Rotwein und Hefe Ihre Kopfschmerzen oder Sie haben einen chronischen Magnesiummangel. Auch ein krankhafter Darm kann die Ursache für Kopfschmerzen und Migräne sein. Die Blutgefäße verkrampfen und es kommt zu Durchblutungsstörungen im Kopfgefäßsystem, da die roten Blutkörperchen bei Übersäuerung zu wenig Sauerstoff transportieren und den Kopf unzureichend versorgen. Durch das Fasten lässt sich eine Verbesserung der Kopfschmerzen erzielen, da Sie keine histaminhaltigen Nahrungsmittel verzehren.

Von ständigen Kopfschmerzen Betroffene haben in der Regel pro Fastentag einen Monat lang keine Kopfschmerzen mehr. Wenn Sie also eine Woche lang mit Suppen fasten, kann es sein, dass Sie im nächsten halben Jahr von Kopfschmerzen und Migräneattacken verschont bleiben.

Hilft bei Gelenkproblemen

Kennen Sie das Gefühl, wenn man sich morgens steif und unbeweglich fühlt und erst langsam in Schwung kommt? Schwellen Ihre Kniegelenke an, wenn Sie Sport treiben oder schmerzen Ihre Ellenbogen oder andere Gelenke? Irgendwie ist »Sand im Getriebe«. Durch das individuelle Fasten mit Suppen, Früchten oder Säften kann die Entschlackung der Gelenkknorpel optimal durchgeführt werden. Durch gleichzeitige regelmäßige Bewegung werden die Gelenke wieder beweglicher.

Hilft bei Verdauungsproblemen

Der Darm ist das wichtigste Immunorgan des Körpers. Vor allem im Dickdarm leben zahlreiche Bakterien, die für eine geregelte Verdauung, eine Stimulierung des Immunsystems und eine Abwehr von Fremdkeimen zuständig sind. Ist die Darmflora aufgrund von falscher Ernährung geschädigt, leidet die Verdauung. Ist der Darm zu sauer, wird der Speisenbrei zu schnell befördert und es entsteht Durchfall oder breiiger Stuhl. Enthält die Kost zu wenig Ballast-stoffe wird der Darm träge und verstopft. Beim Fasten wird der Darm gereinigt und dann die Darmflora wieder schonend aufgebaut.

Bei chronischen Erkältungskrankeiten

Infekte und Erkältungskrankheiten können durch regelmäßiges Fas-ten vorgebeugt werden. Ist die Darmflora durch die Einnahme von Antibiotika geschädigt, wird das Immunsystem in Mitleidenschaft gezogen. Besonders bei entzündlichen Erkrankungen der Atemwe-ge wie Asthma, Bronchitis und der Nasennebenhöhlen kommt es zu Verbesserungen. Medikamente wie Cortison oder Asthmasprays können reduziert oder ganz abgesetzt werden.

Verbessert viele Blutwerte

Vor einem Herzinfarkt »verkalken« die Blutgefäße über die Jahre, d.h., Schlackenstoffe lagern sich an den Gefäßwänden ab und behindern die Sauerstoffzufuhr zum Herzen. Erste Anzeichen dieser Prozesse sind schlechte Blutwerte wie erhöhtes Cholesterin, Homocystein, Blutzucker, Blutfette, Bluthochdruck etc. Sie können durch regelmäßige Entschlackung in den Normbereich gelenkt wer-den, allerdings unter therapeutischer Aufsicht. Wenn Sie an hohem Blutdruck leiden oder schlechte Blutwerte haben und fasten wollen, besprechen Sie sich bitte immer mit Ihrem Arzt und setzen Sie nie eigenständig Ihre Medikamente ab. Allerdings können die Herz-medikamente, Bluthochdrucktabletten und Cholesterinsenker oft reduziert werden. Am besten ist, Sie lassen drei Wochen nach der Fastenzeit Ihre Blutwerte überprüfen. Leber- und Blutwerte kön-nen schon nach einer Woche wieder im Normbereich liegen. Eine Ausnahme bildet die Harnsäure, deren Wert durch die starke Aus-scheidung und den Abbau veralteter Zellen kurzfristig ansteigt.

Oftmals berichten Faster, dass sie ohne eine Erkältung durch den Winter gekommen sind. Dies hängt mit der Stärkung des Immunsystems über den Darm zusammen. Krankmachende Viren, Bakterien und Giftstoffe werden ausgeschieden, belasten nicht den Stoffwechsel und irri-tieren nicht das Immunsystem.

Individuell fasten – was ist das?

Wer fasten will, ist gut beraten, auf sein Naturell und seinen Stoffwechsel zu achten. Gemäß der indischen Medizinlehre Ayurveda reagieren Menschen unterschiedlich auf Nahrungsmittel. Manche können lange Zeit auf Essen verzichten und sind dabei leistungsfähig, andere haben oft Heißhunger, sind müde und frieren. Manche vertragen rohe Früchte, andere bekommen davon Durchfall und Blähungen. Deshalb ist es sinnvoll, auch beim Fasten individuell zu entscheiden.

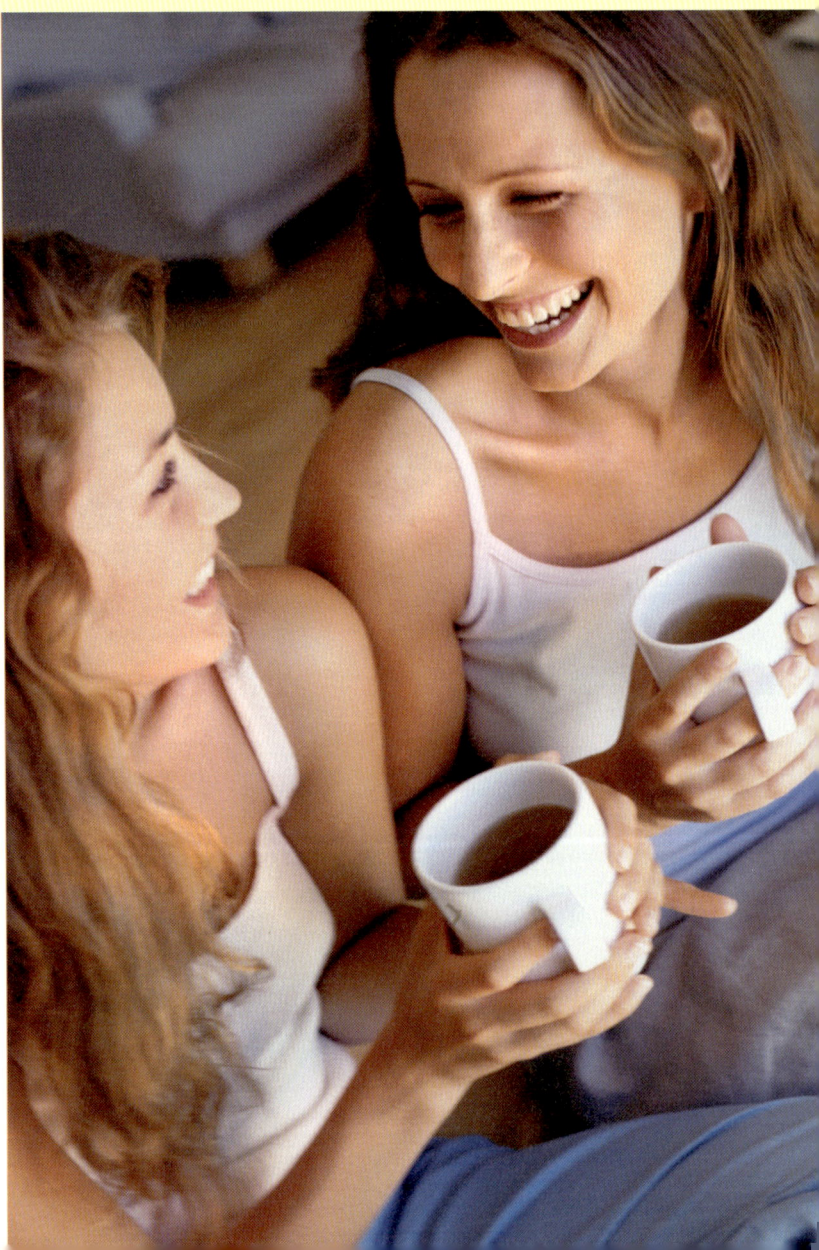

Jeder Mensch ist anders

Der eine Mensch scheint schon beim Anschauen der Speisen zuzu-
nehmen, der andere hingegen isst tagsüber immer wieder Schokolade und nimmt dabei nicht zu. Es gibt Menschen, die permanent
frieren und immer kalte Füße und kalte Hände haben, andere
hingegen sind immer gut durchblutet und frieren selbst im Winter
nie. Diese Symptome sind für die Auswahl der richtigen Fastenart
besonders wichtig, denn nur wenn Sie individuell fasten, entschlackt
Ihr Körper optimal. Der Versuch, eine einheitliche Fastenform
für alle Menschen zu empfehlen, ist nicht mehr zeitgemäß, denn
viele Leute hören dabei am zweiten Tag durch Kreislaufprobleme,
Unterzuckerung und Schwäche entnervt mit dem Fasten auf. Fasten kann und soll allen Menschen Spaß machen, deshalb ist das
individuelle Fasten auf den jeweiligen Stoffwechsel, die Verdauung
und den Wärmehaushalt zugeschnitten. Ziel ist es, die Ausschei-
dungsorgane des Körpers gezielt zu unterstützen.

Unterschiedliche Energieverwertung

Der Mensch benötigt für seine Leistung und Stoffwechselaktivitäten
Energie, die er aus der Nahrung bezieht. Diese Energie entsteht
primär aus dem Abbau von Kohlenhydraten und Fetten, sowie selten auch aus Eiweiß. Für diesen Umsetzungsvorgang, der auch als
»Verbrennung« bezeichnet wird, sind neben den Nährstoffen vor
allen Dingen Sauerstoff und Vitalstoffe wie Vitamine, Mineralien
und Spurenelemente notwendig. Dr. George Watson untersuchte in
den 1970-er Jahren die Geschwindigkeit, mit der die Menschen die
Energie der Nahrung im Körper nutzen, »verbrennen«, können.
Langsamverbrenner setzen Nahrungsmittel zu langsam in Energie
um und nehmen dadurch leichter an Gewicht zu. Sie essen gerne
zuckerhaltige Lebensmittel, damit die Energie schnell in die Zellen

Schwankungen im Blutzuckerspiegel sind normal. Jedes Mal
wenn wir etwas essen, steigt
er an, da bei der Verdauung die
durch die Nahrung aufgenommenen Kohlenhydrate zu einzelnen Zuckermolekülen abgebaut
werden und in den Blutkreislauf
gelangen. Das Hormon Insulin
aus der Bauchspeicheldrüse hilft
dabei jeder Zelle, den Zucker
aufzunehmen.

Kopfschmerzen können ein Indiz für Übersäuerung sein. Fasten bietet eine Möglichkeit, den Ursachen auf den Grund zu gehen.

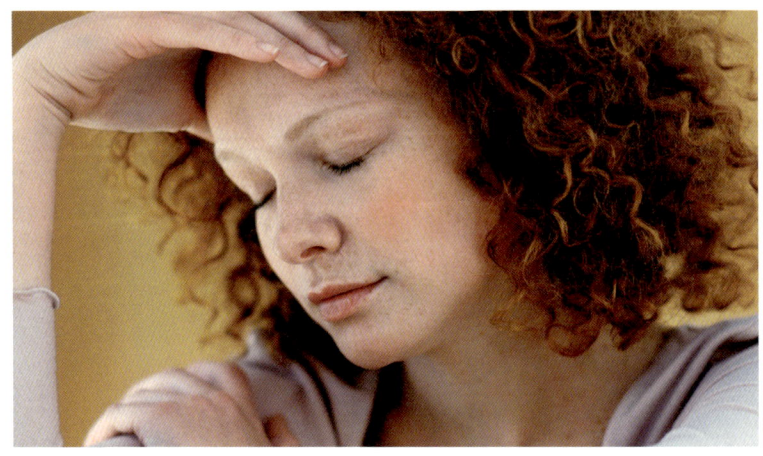

Je mehr Zuckermoleküle nach der Verdauung transportiert werden müssen, desto schneller steigt der Insulinspiegel an und fällt danach auch wieder ab – ein Vorgang, der uns Heißhunger einbringt und auch als »Unterzucker« bezeichnet wird. Langkettige Kohlenhydrate wie die Stärke aus Vollkornprodukten sind deshalb zu bevorzugen, denn sie bewirken einen langsameren Anstieg des Blutzuckerspiegels als die »schnellen« Kohlenhydrate von Süßigkeiten, Cola und Weißbrot.

gelangt. Dies funktioniert jedoch nur kurzfristig. Langfristig wird nicht verarbeitete Nahrung als Schlacken im Gewebe zwischengelagert. Die Energiebereitstellung verringert sich von Jahr zu Jahr, da die Sauerstoffversorgung in den Zellen blockiert wird. Menschen mit hohem Schlackenpegel fühlen sich oft energielos und müde, sie leiden häufig unter einem hohen Blutzuckerspiegel und Diabetes. Sie haben ein schwaches Drüsensystem, wobei besonders die Schilddrüse zu wenig aktiv ist, was sich in schlechter Laune, Depressionen, Müdigkeit und Trägheit äußert. Der Langsamverbrenner entspricht dem Ernährungsnaturell, dem Kapha-Typ (s. Seite 20). Schnellverbrenner wandeln die Energie der Nährstoffe zu schnell um, sie haben ständig Hunger und wollen immer etwas essen. Ihr Blutzuckerspiegel ist oft zu niedrig, sie fühlen sich nervös und reizbar. Die Schilddrüse arbeitet zu schnell, und das Gewicht ist eher unter- oder normalgewichtig. Sie frieren sehr leicht und haben immer kalte Füße oder kalte Hände. Die Durchblutung ist nicht optimal, die ständigen Blutzuckerschwankungen irritieren den gesamten Stoffwechsel. Nach Ayurveda entspricht ihr Naturell dem Empfindungsnaturell, dem Vata-Typ (s. Seite 23), und sie fasten am besten mit warmen Suppen.

Welche Fastenart für welchen Typ?

Haben Sie vielleicht schon alleine den Versuch unternommen eine Fastenwoche zu starten und sich dabei nie richtig wohl gefühlt? Haben Sie vielleicht am zweiten Fastentag abgebrochen, weil Sie müde waren, Ihr Kreislauf im Keller war und die Gliederschmerzen einfach nicht weggehen wollten? Dann haben Sie vermutlich die falsche Fastenart gewählt und nicht individuell gefastet. Grundlage für das individuelle Fasten bildet die Jahrtausende alte ayurvedische Lehre mit der Typeneinteilung in Kapha, Pitta, Vata sowie die Einteilung der Naturelle nach Carl Huter in Ernährungs-, Bewegungs- und Empfindungsnaturell. Entscheidend für die richtige Fastenart sind der Stoffwechsel, der Wärmehaushalt, die Verdauung und das Gewicht des Einzelnen.

Den eigenen Typ finden

Zunächst werden hier die drei Naturelle erläutert. Sie werden sich in der einen oder anderen Beschreibung wiederfinden. Dieses Naturell ist Ihr Hauptnaturell (z. B. Empfindungsnaturell). Oder Sie erkennen sich in der Beschreibung zweier Naturelle und sind ein Mischnaturell (z. B. Ernährungs-Bewegungsnaturell). Dann können Sie zwischen verschiedenen Fastenarten wählen. Überlegen Sie, was Sie mehr anspricht – Saftfasten, Früchtefasten und Suppenfasten – und wie gesund Ihr Darm im Moment ist. Machen Sie dann den großen Typentest. Die Einteilung in bestimmte Fastentypen bietet nur eine Hilfestellung, seine Fastenart besser zu finden. So kann es sein, dass im Sommer das Früchtefasten angezeigt ist, weil der Körper warm und gut durchblutet ist, während im Frühjahr die wärmenden Suppen den Stoffwechsel besser ausgleichen. Hinzu kommt Ihre momentane persönliche Verfassung und Gemütslage.

Die jeweilige Fastenart sollte die Schwachstelle des Naturells ausgleichen, damit sich der Faster in der Fastenzeit richtig wohl fühlt. So sollten z. B. Menschen, die permanent frieren, mit warmen Suppen fasten, um den kalten Stoffwechsel mit den warmen Suppen auszugleichen.

Das Ernährungsnaturell: der Kapha-Typ

Ernährungsnaturelle werden durch die Elemente Wasser und Erde dominiert. Diese Elemente zeichnen ruhige, beständige und ausgeglichene Zeitgenossen aus. Ernährungsnaturelle nehmen sehr schnell zu und haben in der Regel mit Übergewicht zu kämpfen. Sie sind nie untergewichtig, haben meist einen stabilen, mittelgroßen und schweren Körperbau, der ideal für Fastenkuren geeignet ist. Diese Menschen neigen zu einer glatten und eher fettigen Haut, ihre Haare sind kräftig, dicht und meist dunkel. Die Haut wird durch das Fasten wieder an Glanz und Reinheit gewinnen, mögliche Schuppen werden nach dem Fasten nicht mehr auftreten, das Haar wird fest und elastisch. Ihr Hungergefühl ist sehr gering, ihre Verdauung sehr träge. Sie essen jedoch gerne und reichhaltig, besonders zu viel Zucker, Süßwaren in jeder Form, Alkohol und fettiges Essen. Fasten gibt hier auch den nötigen Kick, nachher mehr auf eine gesunde Ernährung zu achten. Auf der geistigen Ebene fehlen den Ernährungstypen im Ungleichgewicht die notwendige Antriebskraft und der Mut, Veränderungen vorzunehmen.

Ernährungsnaturelle fasten am besten mit Säften, da eine reine Trinkkur ihren Stoffwechsel am meisten in Schwung bringt und entlastet, und sie dabei am meisten an Gewicht abnehmen.

Träger Stoffwechsel

Die Übersäuerungsprobleme beim Ernährungsnaturell (Kapha-Typ) entstehen durch eine langjährige Stoffwechselüberlastung. Das Körpergewicht ist in der Regel zu hoch, dadurch sind die Gelenke überlastet. Sein Blut und sein Bindegewebe ist durch saure Schlacken in seiner Funktion beeinträchtigt, die Folgen können erhöhte Blutzuckerwerte, Diabetes, Fettstoffwechselstörungen, Muskelprobleme oder Atemwegserkrankungen sein. Ist das Ernährungsnaturell im Ungleichgewicht, können weitere Übersäuerungsprobleme in Form von Verschleimungskrankheiten wie Nasennebenhöhlenentzündung und Bronchitis auftreten, da durch den trägen Stoffwechsel die Entgiftung nicht richtig funktioniert. Außerdem sind Wasseransammlungen bei falscher Lebensweise üblich wie z. B. schwere

Beine. Durch das viele Trinken im Fasten werden die Nieren richtig durchgespült und das Lymphsystem und Gewebe entschlackt und gereinigt. Schon nach nur einer Fastenwoche gehen die Blutwerte wieder in den Normbereich und auch die Schmerzen der Gelenke verbessern sich. Ideal ist für Ernährungsnaturelle das Saftfasten. Doch durch den stabilen Körperbau ist im gesunden Zustand auch das Früchtefasten oder Suppenfasten möglich.

Es wird lange dauern, bis sich Ernährungsnaturelle zu einer Fastenwoche entschließen, doch wenn sie einmal mit dem Fasten begonnen haben, werden sie es jedes Jahr wiederholen und fest in ihren Lebensplan einbauen.

Soll ich als Ernährungsnaturell fasten?

Die Aussagen helfen Ihnen zu entscheiden, ob Sie eine Fastenwoche starten sollen. Wenn Sie mehrere mit »Ja« beantworten können, dann ist Ihr Stoffwechsel möglicherweise übersäuert:

- Ich leide an Übergewicht
- Ich habe fettige Haut
- Ich fühle mich lustlos und ohne Antrieb, depressiv
- Meine Verdauung ist träge
- Ich habe geschwollene Füße und Hände
- Ich habe Schwellungen an anderen Körperteilen
- Ich habe einen hohen Cholesterinspiegel
- Ich habe Bluthochdruck
- Ich habe Asthma und Heuschnupfen
- Ich bin ein Bewegungsmuffel

Das Bewegungsnaturell: der Pitta-Typ

Bewegungsnaturelle werden durch die Elemente Feuer und Erde dominiert. Sie sind deshalb auch sehr aktiv, temperamentvoll, leistungsfähig, aber auch leicht erregbar und schnell zu verärgern. Es sind meist große und markante sportliche Typen. Ihre Haut ist meist hell, aber gut durchblutet. Ihre Haare sind oft hell oder rötlich, seidig glänzend. Sie verspüren einen sehr starken Hunger und haben

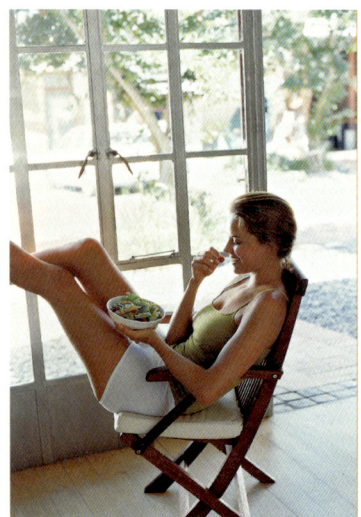

Richtig entspannen gehört ebenso zum Fasten. Nur ein ausgeruhter Körper kann von innen her heilen.

Bewegungsnaturelle haben einen starken Bewegungsdrang, dem sie nachkommen sollten. Deshalb ist für sie das Fasten in Kombination mit Wandern oder leichtem Sport wichtig, um die Kraft zu fördern.

eine optimale Verdauung. Während Ernährungstypen sehr leicht zunehmen, haben Bewegungsnaturelle keine Gewichtsprobleme. Durch ihre Hitze ist ihnen auch immer warm, selbst im Winter frieren sie nicht. Deshalb ist das Früchtefasten für sie ideal, sofern ihre Verdauung in Ordnung ist. Die leckeren Früchte gleichen ihr Naturell aus, kühlen ihren Stoffwechsel und liefern alle wichtigen Vitalstoffe. Durch das Früchtefasten können sie über den Tag verteilt sonnengereiftes Obst essen und zwar immer dann, wenn sie ein Hungergefühl verspüren. So kann dem Verlangen nach Essen entsprochen werden. Der Pitta-Typ kann also mit Früchten fasten, muss aber dabei nicht aufs Essen verzichten.

Immer in Aktion

Wenn das Naturell des Pitta-Types zur sauren Seite verschoben wird, neigen sie zu Gelenkproblemen, Arthrose, Sodbrennen, Hautproblemen und Entzündungen. Ein gelber Teint, schlechte Leberwerte, Schlafstörungen und starkes Schwitzen sind erste Symptome einer Säure-Basen-Störung. Besonders Entzündungen und Magenprobleme in Form von Sodbrennen sind erste Anzeichen einer Pitta-Störung. Auf der geistigen Ebene sind Bewegungstypen ungeduldig, schnell gestresst und sehr kritisch, wenn ihr Naturell im Ungleichgewicht ist. Eine Auszeit beim Fasten ist hervorragend für das Bewegungsnaturell, da auch eine seelische Entschlackung stattfindet. Wichtig ist für diese Menschen, eine Woche auf Handy, Fernseher, Zeitung und Laptop zu verzichten und sich ganz auf ihre Körper, die Entschlackung und die Bewegung zu konzentrieren. Viele Manager und Menschen in Führungspositionen besuchen jedes Jahr ausgewiesene Fastenwanderzentren in schönen Regionen vom Schwarzwald über die Toskana bis zu den kanarischen Inseln und genießen dabei die Ruhe und die täglichen Wanderungen, die sie gut in Bewegung halten. Die ersten zwei Tage ist das Nichtstun und Beschäftigen mit sich selber noch ungewohnt, doch mit jedem Fastentag entspannen und regenerieren sie intensiver.

Soll ich als Bewegungsnaturell fasten?

Hinterfragen Sie sich, ob Sie fasten wollen. Wenn Sie mehrmals mit »Ja« antworten können, dann ist Ihr Stoffwechsel möglicherweise übersäuert und aus dem Gleichgewicht. Wenn Sie Obst mögen und es gut vertragen, können Sie mit Früchten fasten.

- Ich habe im Körper eine Entzündung
- Ich habe öfters Probleme mit Sodbrennen
- Meine Haut zeigt Rötungen und Ekzeme
- Ich habe entzündete Hämorrhoiden
- Ich schwitze leicht, besonders nachts
- Ich bin zurzeit übermäßig reizbar und kritisch
- Meine Freunde finden mich zurzeit unausstehlich
- Ich vertrage im Moment keine scharfen Gewürze
- Ich bin immer auf der Überholspur, ruhe- und rastlos

Das Empfindungsnaturell: der Vata-Typ

Empfindungsnaturelle werden von den Elementen Äther und Luft dominiert. Diese Menschen reagieren sehr schnell und sehr sensibel auf ihre Umwelt. Sie sind die »Sensibelchen« unter uns. Veränderungen bedeuten für das Empfindungsnaturell meistens Stress. Begeisterung und Enttäuschung wechseln sehr oft. Spontane Entscheidungen aus dem Bauch heraus sind typisch für diesen Typ. Menschen dieses Types sind meist klein, haben einen leichten Körperbau und ein geringes Gewicht. Wichtig beim Fasten ist, dass Vata-Typen nicht zu viel an Gewicht verlieren, um leistungsfähig zu bleiben. Deshalb ist das Suppenfasten ideal für dieses Naturell, auch weil die Kombination aus Kartoffeln und Gemüse mit ihren langkettigen Kohlenhydraten keine Unterzuckerung aufkommen lässt. Die Empfindungsnaturelle fühlen sich im Fasten leistungsfähig, warm und

Falls bei Ihnen schon starke Magen-Darm-Probleme vorliegen, ist Ihr Naturell nicht mehr in seinem Gleichgewicht. Das Fasten mit warmen Gemüsesuppen ist ideal, um den Verdauungstrakt zu sanieren und zu beruhigen.

satt. Vata-Typen neigen meist zur Blässe und zu trockener Haut und Haaren. Der Haarwuchs ist fein und zart. Durch die sanfte Entschlackung mit wärmenden Gemüsesuppen wird die Durchblutung verbessert und die Haut erhält wieder mehr Glanz und Ausstrahlung.

Gruppendynamik

Vata-Typen sind kreativ und flexibel, sie besitzen einen wachen Verstand und sind oftmals helfend, künstlerisch oder schöpferisch tätig. Sie brauchen wie kein anderes Naturell eine schöne Umgebung und freundliche Menschen, um sich wohl zu fühlen. Manche möchten das erste Fasten nicht alleine durchführen und nehmen dankbar die Möglichkeit an, in einer Gruppe zu fasten. Sie profitieren dabei von den angenehmen Gesprächen und der Gruppendynamik und werden leicht und professionell durch die Woche getragen. Körperlich vertragen Empfindungsnaturelle warmes und feuchtes Wetter gut, bei kaltem und trockenem Wetter fühlen sie sich unwohl. Falls Sie zu diesem Typ zählen, legen Sie Ihre Fastenzeit deshalb in die warmen Monate. Es ist angenehmer für Sie bei Sonnenschein (Frühjahr bis Herbst) zu fasten als in den kühlen Wintermonaten.

Empfindungsnaturelle als Schnellverbrenner sollten mit etwas Substanz fasten. Individuell fasten mit warmen Gemüsesuppen ist optimal für sie, da die Kombination Gemüse und Kartoffeln langsam und gleichmäßig Energie liefert.

Auf die Verdauung achten

Der Schwachpunkt beim Vata-Typ ist der Dickdarm, der eine unregelmäßige Verdauung bedingt. Die Übersäuerung ist oftmals Ausdruck einer langjährigen Magen-Darm-Schwäche. Die basenbildenden Mineralien werden unzureichend über den Darm ins Blut aufgenommen und das Essen wird im Darm schlecht aufgeschlossen. Die Folge sind Blähungen und Verstopfung als erste Säure-Basen-Störung beim Vata-Typ. Wenn diese Menschen im Ungleichgewicht sind, neigen sie zu Kopfschmerzen und Migräne, aber auch Muskelverspannungen, Schwindelgefühle und schnelles Frieren finden ihre Ursache in einer Naturellstörung. Ängste, erhöhte Sensibilität und Ruhelosigkeit, nervöser Magen und eine sehr trockene Haut können auch im Ungleichgewicht auftreten.

Soll ich als Empfindungsnaturell fasten?

Folgende Aussagen zeigen Ihnen, ob eine Fastenwoche für Sie sinnvoll ist. Wenn Sie eine oder mehrere Antworten mit »Ja« beantworten, dann sollten Sie eine Fastenwoche einplanen.

- Ich habe zurzeit ständig kalte Hände und kalte Füße
- Ich habe relativ häufig Schmerzen
- Ich habe trockene Haut
- Ich habe öfters Kopfschmerzen
- Ich habe oftmals Blähungen und Verstopfung
- Ich habe zurzeit viele Sorgen und Ängste
- Ich habe Probleme mit dem Rücken und den Wirbeln
- Ich schlafe sehr schlecht ein, träume unruhig
- Ich bin momentan wie ein Wirbelwind, finde keine Ruhe

Mischnaturelle

Neben den drei erwähnten Naturellen gibt es noch die sogenannten Mischtypen. Diese vereinen in der Regel zwei Naturelle in sich und stehen demnach abwechselnd oder gleichzeitig unter dem Einfluss des einen oder anderen Typs. Folgende Mischtypen sind möglich:

- Ernährungs-Empfindungsnaturell (Kapha-Vata-Naturell)
- Ernährungs-Bewegungsnaturell (Kapha-Pitta-Naturell)
- Bewegungs-Empfindungsnaturell (Pitta-Vata-Naturell)

Falls Sie sich unsicher sind, welche Fastenart Sie bei einem Mischtyp praktizieren sollen, versuchen Sie immer, Ihren Magen-Darm-Trakt und Ihren Wärmehaushalt zu stärken. Sind Sie z. B. ein Bewegungs-Empfindungsnaturell und haben große Magen-Darm-Probleme, so orientieren Sie sich an der Fastenart für das Empfindungsnaturell, also Suppenfasten. Denn das Fasten mit wärmenden Suppen stärkt und beruhigt die Verdauung.

Nehmen Sie die ersten Anzeichen einer Übersäuerung ernst und bauen Sie das Fasten ein bis zweimal in Ihren Jahresplan ein. Bei gesundheitlichen Beschwerden sollten Sie einen fastenerfahrenen Therapeuten um Rat fragen können und nicht alleine fasten.

Saftfasten für Kapha-Typen

Beim Saftfasten werden frisch gepresste Säfte, Kräutertees, basische Gemüsebrühen, heiße Zitronen und stilles Wasser getrunken. Saftfasten eignet sich als Gesundheitsprophylaxe für Menschen die sich fit und vital fühlen und eine gute Verdauung haben. Ebenso zur Revitalisierung von Übersäuerungskrankheiten für Personen mit normalem oder starkem Körperbau und für übergewichtige Personen. Menschen, die von ihrer Grundkonstitution kräftig und vital sind, bringen durch dieses Entgiftungsverfahren ihren Körper ohne Probleme wieder »in ihre Mitte«. Diese reine Trinkkur ist für Menschen mit einem langsamen und trägen Stoffwechsel sehr gut geeignet. Die Säfte gleichen den Stoffwechsel aus und fördern die Gewichtsabnahme. Dass die Säfte kühlend wirken stört diese Typen nicht, da sie nicht so leicht frieren. Der Kreislauf ist bei diesem Naturell immer stabil, sodass sie beim Fasten auch nicht unterzuckern oder Kreislaufprobleme bekommen werden. Dünne Menschen, die leicht frieren, haben dagegen große Probleme mit dem Saftfasten, sie brauchen warme Suppen für ihren kalten Wärmehaushalt und etwas mehr Substanz, damit sie nicht unterzuckern. Die Grundvoraussetzung für das Saftfasten sind also Menschen, die gerne ein paar Kilos verlieren und grundsätzlich auch eine längere Zeit auf Essen verzichten können. Ihnen fällt es nicht schwer, tagsüber eine Mahlzeit ausfallen zu lassen, sie bekommen dann weder Kreislaufprobleme noch starken Hunger. Für Ernährungsnaturelle (Kapha-Typen) ist reines Saftfasten sehr gut geeignet.

> Verwenden Sie beim Fasten keine gekauften Säfte oder Fruchtnektare. Letztere sind stark gesüßt und füllen die Fettzellen. Gekaufte Säfte enthalten zu wenig lebendige Enzyme, sodass der entschlackende Effekt nicht gegeben ist. Die Säfte aus Flaschen sind zur Haltbarmachung erhitzt, die Säfte nach den Rezepten in diesem Buch sind dagegen garantiert roh und frisch. Sie agieren als Fatburner und helfen beim Entschlacken.

Nur frisch gepresste Säfte

Frische Säfte enthalten keine Faserstoffe mehr, da diese durch den Pressvorgang zurück bleiben. Deshalb werden die Säfte sehr schnell und leicht verdaut und meistens innerhalb von Minuten über den Darm ins Blut aufgenommen. Dies ist besonders für Menschen mit einem schwachen Verdauungsapparat sinnvoll, denn rohes

Obst und Gemüse im Ganzen braucht mehrere Stunden um verarbeitet zu werden und kann bei schwacher Verdauungskraft zu Gärungsreaktionen im Darm führen. Säfte hingegen haben keine schwerverdaulichen Zellulosefasern und werden leicht über den Darm ins Blut aufgenommen.

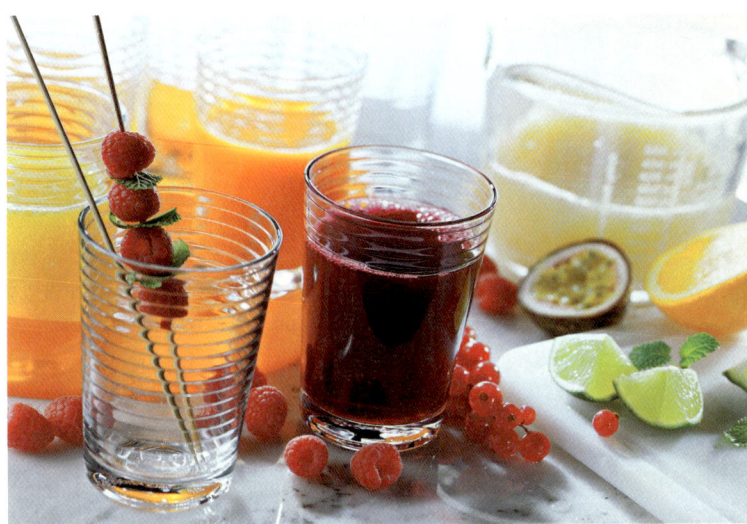

Säfte auch bei den anderen Fastenarten

Säfte enthalten viele Enzyme. Diese Substanzen beschleunigen den Stoffwechsel, fördern die Fettverbrennung und Entschlackung. Ideal sind Enzyme bei Menschen mit einem langsamen, trägen Stoffwechsel. Da Enzyme durch den Kochvorgang zerstört werden, ist es sinnvoll und notwendig, auch beim Suppenfasten eine kleine Menge frisch gepressten Saft aufzunehmen, etwa 250 Milliliter pro Tag. Auch beim Früchtefasten kann täglich ein Saft getrunken werden. Wahre Enzymbomben sind zum Beispiel Ananas, Papaya und Feigen mit den eiweißspaltenden Enzymen Bromelain, Papain bzw. Ficin sowie Mango und Kiwi. All diese Früchte schmecken hervorragend, wenn sie mit Banane kombiniert frisch gepresst werden.

Wer kann da schon widerstehen, wenn frisch gepresste Säfte ihre Aromen verströmen und den Augen schmeicheln.

Köstlich und gesund

Obstsäfte versorgen den Körper zudem mit wertvollen Kohlenhydraten. Dadurch kommen Sie in der Fastenzeit in keine Unterzuckerung, fühlen sich leistungsfähig und vital. Gemüsesäfte enthalten alle Aminosäuren, Mineralien, Spurenelemente und Vitamine. Sie sind die Baumeister der Erneuerung für unseren Körper, sorgen für schöne reine Haut, kräftiges Haar und starke Fingernägel.

»Was deine Augen für die wirkliche Welt sind, das ist das Fasten für den Blick in die Seele.« (Mahatma Ghandi)

Früchtefasten für Pitta-Typen

Beim Früchtefasten werden wasserhaltige und enzymhaltige Obst- und Gemüsefrüchte verzehrt, um den Körper optimal zu entgiften. Stellen Sie sich vor, Sie dürfen in einer Fastenwoche mehrmals am Tag einen sonnengereiften Früchteteller verzehren, der tagsüber abwechselnd aus Ananas, Apfel, Aprikose, Banane, Birne, Erdbeere, Feige, Himbeere, Kirsche, Kiwi, Mango, Melone, Orange, Pampelmuse, Papaya, Trauben und Zitronen besteht und abends feines Fruchtgemüse enthält, das leichter verdaulich ist als rohes Obst. Fruchtgemüse sind jene Gemüsearten, die als Frucht aus einer Blüte gewachsen sind, also kein Blatt- oder Wurzelgemüse. Dazu zählen z. B. Avocado, Gurke, Paprika, Tomate und Zucchini. Aus Avocado lassen sich köstliche Dips zubereiten, die zu knackigem Gemüse verzehrt werden. Die Avocado ist eine eiweiß- und fetthaltige Frucht, die sehr gesund ist. Die wertvollen ungesättigten Fettsäuren können vom Körper abgebaut werden und sorgen für eine schöne Haut. Kombiniert mit vielen frischen Kräutern und etwas Zitronensaft haben Sie die ideale Kombination zur Entschlackung und Fettverbrennung auf dem Teller. Unterstützt wird das Früchtefasten durch frisch gepresste Säfte, Gemüsebrühe, Tee und Wasser. Beim Früchtefasten wird immer dann gegessen, wenn der Körper ein Hungersignal verspürt.

Grundsätzlich sind beim Früchtefasten alle Obstfrüchte erlaubt, sie müssen jedoch reif sein und möglichst aus biologischem Anbau stammen. Die Wirkungen beim Früchtefasten sind genauso intensiv wie beim Säfte- oder Suppenfasten.

Vitalstoffreiche Kost

Alle Früchte sind eiweiß- und fettarm (außer Avocado) und können vom Stoffwechsel komplett verwertet werden. Der Wassergehalt der Obst- und Gemüsefrüchte beträgt meist über 90%, sodass die Ausscheidung der Körpersäfte optimal unterstützt werden kann. Durch das sonnengereifte Obst werden zudem Vitamine, Mineralien und Enzyme zugeführt, die den Körper in der Entgiftung optimal unterstützen. Kaum ein anderes Lebensmittel besitzt eine derart reichliche Zusammensetzung an lebenswichtigen Vitaminen, Mineralien, Enzymen und Spurenelementen. Vor allem sind Früchte ideale Lieferanten für den Vitamin-C-Kick. Vitamin C bringt schon nach wenigen Minuten nach dem Verzehr einen Frischeschub in die Drüsen. Es füllt die weißen Immunblutkörperchen und macht sie so widerstands- und leistungsfähiger. Und das Beste: Vitamin C ist das Fatburner-Vitamin schlechthin.

Angenehme Sättigung

Wussten Sie, dass Früchte Ihnen den idealen Energiekick beim Fasten geben? Der Genuss der Früchte sorgt dafür, dass die Energiezufuhr über den ganzen Tag verteilt erhalten bleibt. Die Zuckerstoffe in den Früchten verhindern ein Absinken des Blutzuckerspiegels und eine Unterzuckerung. Früchtefaster sind immer wieder begeistert wie leistungsfähig sie während des Fastens sind. Durch die tägliche Bewegung wird der Zucker im Blut abgebaut und verbrannt, es kommt zu keiner unnötigen Belastung der Bauchspeicheldrüse.

Auf die Verdauung achten

Wichtig ist, Obst und Gemüse richtig zu verdauen, um die Vitalstoffe vollständig über den Darm ins Blut aufzunehmen. Wenn Sie nach dem Früchteverzehr Durchfall, starke Blähungen, Völlegefühl oder Krämpfe bekommen, dann sollten Sie lieber mit warmen Gemüsesuppen oder frischen Säften fasten und Ihre Darmflora in Ordnung bringen. Bei gesundheitlichen Problemen ist die hohe Zufuhr an Fruchtsäuren belastend für den Stoffwechsel, da die Stoffe nicht vollständig abgebaut oder ausgeschieden werden. Die vorhandenen Faserstoffe erschweren ebenfalls bei schwachem Darm die Verdauungsarbeit. Hinzu kommt die Säurebelastung durch die Fastensäuren, die den Körper vor große Probleme stellen könnte. Aus diesem Grund sollte neben einer sehr gründlichen Entgiftung über Niere und Darm zudem eine gute Verdauungskraft zur Verarbeitung der Früchte vorhanden sein. Sogenannte Pitta-Typen oder Feuertypen mit einem gesunden Darm besitzen dieses starke

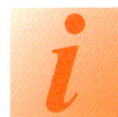

Info

Die basische Ernährung mit sonnengereiftem Obst und Fruchtgemüse versorgt den Körper auch mit dem wichtigen Mineralstoff Magnesium, um bei sportlicher Betätigung Verschleißerscheinungen an Muskeln und Gelenken vorzubeugen.

Verdauungsfeuer und können sehr gut eine Woche sonnengereifte Obst- und Gemüsefrüchte verzehren. Das Früchtefasten ist jedoch ungeeignet für Personen mit massiven Dünndarmproblemen wie Durchfall oder starken Blähungen.

Suppenfasten für Vata-Typen

Auch das Suppenfasten befreit den Körper auf sanfte und schonende Art und Weise von seinen Fettreserven, Schlacken und Giften. Während beim reinen Saftfasten nur klare Gemüsebrühen und frische Säfte verabreicht werden, verwöhnt das Suppenfasten morgens mit schmackhafter Hafercremesuppe oder einer erfrischenden Fruchtsuppe sowie mittags und abends mit leckeren Gemüsesuppen. Die Suppen werden schonend gekocht und warm verzehrt. So entlasten sie den gesamten Darm. Dabei verbessern die in Olivenöl angeschwitzten Zwiebeln die Durchblutung und sorgen durch ihren Kaliumgehalt für einen besseren Abtransport von Schlacken aus dem Gewebe. Außerdem werden Bakterien bekämpft und Entzündungen gehemmt. Abgerundet werden die köstlichen Suppen mit vielen frischen Kräutern. Die Kräuter sind extrem basisch, bereichern die Suppen und sorgen für einen guten Geschmack. Die Kombination aus Kartoffeln und Gemüse in unseren Fatburner-Fastensuppen entsäuert den Stoffwechsel optimal, macht satt und fördert natürlich die Fettverbrennung. Mineralien und Spurenelemente werden ausreichend zugeführt.

Für alle, die leicht frieren

Das Suppenfasten eignet sich besonders für schlanke, ältere und empfindliche Personen, Menschen mit starken Magen-Darm-Problemen, Personen mit schwachem Immunsystem, nach Operationen und langer Medikamenteneinnahme und für Personen, die leicht frieren. Das Suppenfasten ist eine schonende und verträgliche, aber doch zudem sehr effektive Möglichkeit der Entgiftung.

Die Haut ist ein wichtiges Organ beim Vata-Menschen. Sie ist empfindsam und möchte berührt werden. Massagen wirken sehr ausgleichend für dieses Naturell. Planen Sie in Ihre Fastenwoche also wohltuende Massagen mit ein. Lassen Sie sich in der Woche richtig verwöhnen. Wie wäre es mit einer Ganzkörper-Ölmassage am Anfang und am Ende der Fastenwoche?

Gleichzeitig wird der Stoffwechsel regelmäßig mit Energie versorgt, sodass weder eine Unterzuckerung noch Kreislaufprobleme entstehen. Wenn Sie ein Zappelphilipp sind und einen kalten Stoffwechsel haben, dann sind die gesunden Fastensuppen ideal für Sie. Denn sie alle reinigen den Darm und entschlacken durch ihren hohen Kaliumgehalt den Stoffwechsel. Kalium ist reichhaltig in Kartoffeln und Gemüse enthalten, es wirkt entwässernd und harntreibend und fördert also alle reinigenden und entgiftenden Wirkungen. Die Suppen sollten sparsam gesalzen werden, um alle überschüssigen Salze und Säuren aus dem Körper ausscheiden zu können.

Auf die Wärmeregulation kommt es an

Die warmen Suppen und die leicht aufzunehmenden Kohlenhydrate aus den Kartoffeln und Gemüse fördern die Wärmeerzeugung. Besonders Menschen, die oftmals kalte Füße und kalte Hände haben, werden durch diese Fastenart optimal reguliert. Grundsätzlich sollte beim Fasten darauf geachtet werden, dass der Wärmehaushalt nicht zu stark gestört wird. Menschen, die während der Fastenzeit permanent frieren, können nicht effektiv entgiften. Der Stoffwechsel benötigt immer 37 °C Körpertemperatur, um seine Stoffwechselabläufe optimal zu regulieren. Unterstützt werden sollte das Fasten deshalb durch andere erwärmende Maßnahmen wie Ingwer- oder Yogitee, Fußbäder, Sauna und warme Kleidung.

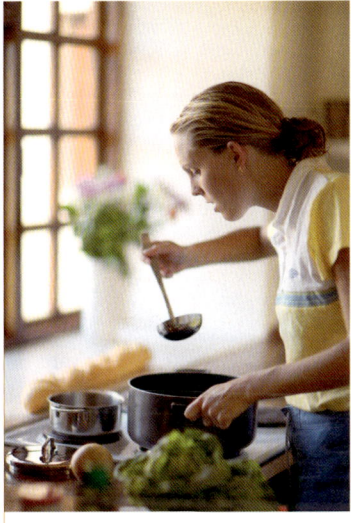

Das Zubereiten der Fastenspeisen kann man richtig zelebrieren und es ganz bewusst erleben.

Joker Suppenfasten

Das Suppenfasten ist für jedes Naturell ideal geeignet. Es ist unser Fasten-Joker, der jeden übersäuerten Stoffwechsel wieder ins Gleichgewicht bringt. Falls Sie Erstfaster sind, so starten Sie am besten mit dem Suppenfasten, Sie fühlen sich nach einer Woche intensiv entschlackt, vital und voller Power. Besonders für Empfindungsnaturelle (Vata-Typen) und Menschen mit gesundheitlichen Problemen ist das Suppenfasten sehr gut geeignet.

Welcher Fastentyp sind Sie?

Sie kennen jetzt das Saftfasten, das Früchtefasten und das Suppenfasten. Unser Fastentest hilft Ihnen, die richtige Entscheidung zu treffen, welche Fastenart für Ihren Typ optimal ist.

Dem eigenen Gefühl folgen

Es gibt keine generelle Schublade bei der Einteilung in eine Fastenart, sondern immer einen gewissen Spielraum. Wenn Sie gesund sind, gut durchblutet und einen stabilen Darm haben, dann können Sie auf Ihre innere Stimme hören.

Stellen Sie sich drei wunderschön gedeckte Tische vor. Auf dem ersten sehen Sie eine Karaffe mit frisch gepresstem Saft aus Obst und Gemüse wie Melone, Möhre, Apfel, leicht angedickt mit Banane, und eine heiße Tomatenbrühe mit frischen Kräutern. Auf dem zweiten sehen Sie einen großen Früchteteller, der aus Mango, Papaya, Trauben, Melonen, Ananas und Bananen besteht. Daneben ein Gemüseteller mit Tomaten, Paprika, Zucchini, Gurken und einem Avocadodip. Auf dem dritten zwei Suppenteller, einmal eine schmackhafte Hafercremesuppe, die Sie morgens essen werden und eine leckere Tomatensuppe, die Sie abends verzehren werden. An welchen Tisch würden Sie sich setzen, wenn Sie entscheiden müssten? Welche Fastenspeisen sprechen Sie am meisten an?

Für die Auswertung (zum Test auf Seite 33):

- Addieren Sie pro Spalte die einzelnen Punkte.
- Ist die Gesamtanzahl einer Fastenart deutlich höher als die beiden anderen, so ist diese Fastenart optimal für Sie.
- Ist die Zahl zweier Fastenarten in etwa gleich hoch, so sind Sie ein Mischnaturell und können aus diesen beiden Fastenarten wählen.
- Ist die Gesamtanzahl dreier Fastenarten in etwa gleich hoch, so können Sie aus drei Fastenarten wählen (selten).
- Wenn Sie sich zwischen zwei Fastenarten entscheiden müssen, berücksichtigen Sie als wichtigstes Kriterium Ihre Verdauung und beziehen Sie die Jahreszeit und Ihren Wärmehaushalt mit ein.
- Wenn Sie gesundheitliche Probleme haben, so starten Sie zur Pufferung der anfallenden Gewebe- und Fastensäuren mit unserem Fasten-Joker, dem Suppenfasten.

Der große Fastentypcheck: Welcher Fastentyp sind Sie?

Bitte nur eine Antwort pro Zeile ankreuzen	Saftfasten (Kapha)	Früchtefasten (Pitta)	Suppenfasten (Vata)
Wie ist Ihre Statur?	☐ ich bin kräftig, übergewichtig	☐ ich bin sportlich, muskulös	☐ ich bin schlank und zierlich
Wie ist Ihr Wärmehaushalt?	☐ er ist ausgeglichen	☐ mir ist immer warm	☐ ich friere schnell
Wie ist Ihr Hungergefühl?	☐ ich kann Mahlzeiten leicht ausfallen lassen	☐ ich habe ständig Hunger	☐ unregelmäßig, ich brauche Zwischenmahlzeiten
Wie ist Ihre Verdauung?	☐ sie ist träge	☐ sie ist sehr stark	☐ sie ist unregelmäßig
Nehmen Sie schnell zu?	☐ ich nehme sehr schnell zu	☐ ich kann viel essen und nehme nicht an Gewicht zu	☐ ich kann essen was ich will, neige eher zu Untergewicht
Haben Sie Verdauungsbeschwerden?	☐ ich empfinde Völlegefühl oder Müdigkeit nach dem Essen	☐ ich neige zu Sodbrennen	☐ ich neige zu Verstopfung oder Blähungen
Wenn ich länger als 4 Stunden nichts esse ...	☐ macht mir das nichts aus	☐ werde ich hungrig, ungeduldig	☐ unterzuckere ich, werde nervös
Welchen Stellenwert hat Essen für Sie?	☐ Essen hat einen großen Stellenwert, für mich ist es Genuss und Belohnung zugleich	☐ Essen hat einen großen Stellenwert, es muss jedoch schnell gehen	☐ Essen ist nicht so wichtig, manchmal vergesse ich es auch
Wie ist Ihr Gemüt?	☐ ich bin ruhig und ausgeglichen	☐ ich bin ungeduldig, kritisch	☐ ich bin sehr sensibel
Welche Geschmacksvorlieben haben Sie?	☐ ich mag es deftig, herzhaft, fettig und große Portionen	☐ ich bin nicht so wählerisch, esse oft Fast-Food, Hauptsache es ist viel	☐ ich bevorzuge warmes Essen, bin leicht wählerisch, mag kleine Portionen
Gesamtanzahl	...... Kapha	...... Pitta	...... Vata
Ihr Fastentyp:			

Der Aufbau der Fastenwoche

Am Beispiel von Lilli, einer jungen Frau, die zu dick ist und sich in ihrem Körper unwohl fühlt, werden in diesem Kapitel alle Maßnahmen und Vorgänge erläutert, die das eigentliche Fasten begleiten und bereichern. Lilli möchte unbedingt abnehmen und wieder fitter werden. Als erster Schritt zu einer Ernährungsumstellung entscheidet sie sich, für eine Woche individuell zu fasten. Anschließend befolgt sie alle Tipps, die zum Erfolg der Fasten-woche beitragen.

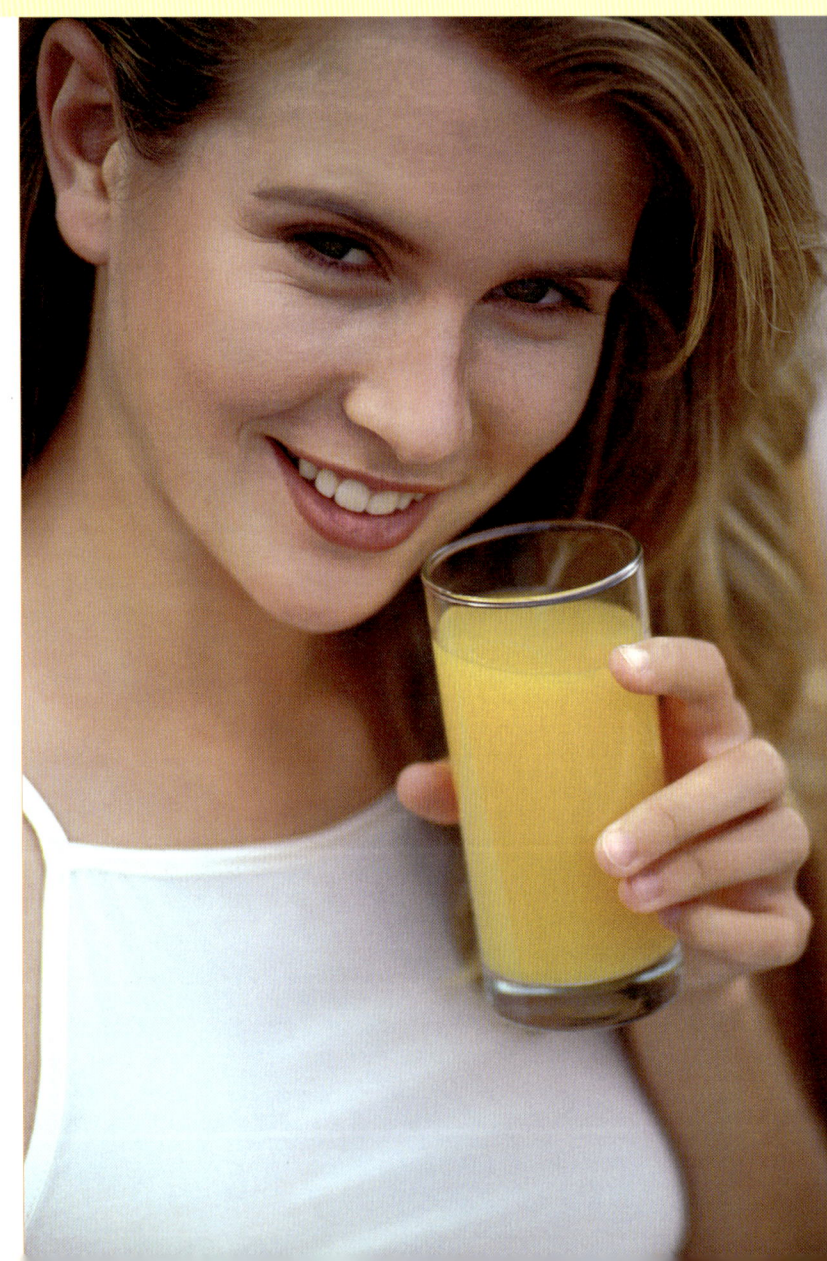

Die diversen Tätigkeiten

Lilli geht es wie 40 Millionen Deutschen. Sie hat mit Übergewicht zu kämpfen, fühlt sich energielos und müde. Ihre weiten Kleider können es auch nicht mehr kaschieren. Jetzt ist Schluss mit Currywurst, Schluss mit Schnitzel, Schluss mit Schokolade.

Den Hausarzt aufsuchen

Auslöser für Lillis Entschluss, zu fasten, war der Besuch beim Hausarzt. Neben ihrem Gewicht waren auch der Blutdruck und der Cholesterinspiegel zu hoch, und die Perspektive ihres Arztes hörte sich nicht gerade toll an. »Wenn Sie Ihre Ernährung nicht umstellen und abnehmen, laufen Sie Gefahr, dauerhaft Medikamente einnehmen zu müssen.« Na, das hätte ihr gerade noch gefehlt, die Worte hatte sie noch im Ohr, schließlich hatte ihre Mutter jahrelang Tabletten gegen Bluthochdruck eingenommen. »Weiterhin«, sagte er zu ihr, »nur wenn Sie Ihre Muskeln bewegen, können Sie Fett verbrennen. Ohne die Bewegung werden Sie immer einen Jo-Jo-Effekt erleiden, wenn Sie nur eine Diät machen. Legen Sie doch mal eine Fastenwoche ein«, empfahl ihr der Hausarzt, »und nutzen Sie diese Chance, Ihre Ernährung langfristig zu verändern.«

Führen Sie kein reines Tee-Wasser-Fasten durch, da dann die Säuren aus dem Stoffwechsel nicht neutralisiert und ausgeschieden werden können. Sanft entschlacken mit Suppen, Früchten oder frischen Säften ist effektiver und gesünder als reines Tee-Wasser-Fasten.

Welches Ernährungsnaturell bin ich?

Eine Veränderung musste also her, aber wie sollte sie den Einstieg schaffen, wo sie doch leidenschaftlich gerne süße Sachen verspeiste? Da kommt der Rat von ihrer Freundin Petra, gemeinsam individuell zu fasten und den Körper sanft zu entschlacken. Lilli macht den Fastentest: Zum Glück, sie ist ein Ernährungs-Bewegungsnaturell und somit für das Früchtefasten geeignet. Süß essen, satt essen und trotzdem abnehmen – mit diesem Gedanken kann sie sich sofort

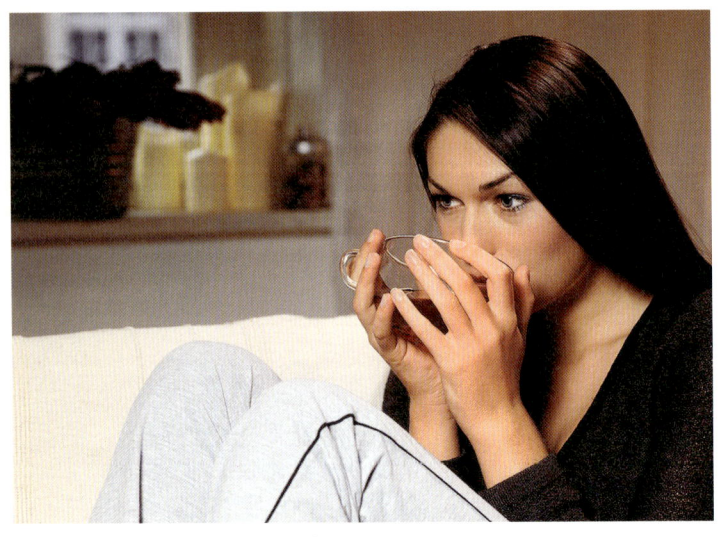

Nur wer viel trinkt, kann richtig entschlacken. Trinken Sie langsam, Schluck für Schluck.

anfreunden. Petra dagegen ist ein Kältetyp mit schwacher Magen-Darm-Konstitution. Sie hat immer ein etwas blasses Gesicht und besonders in der kalten Jahreszeit kalte Füße und Hände. Bei erheblichen Stresssituationen treten bei ihr oft Kopf- oder Magenschmerzen auf. Wenn sie tagsüber Mahlzeiten ausfallen lässt, bekommt sie Kreislaufprobleme und unterzuckert sehr schnell. Ihr Blutdruck ist sehr niedrig, nach Süßigkeiten und Obstverzehr treten starke Blähungen auf. Petra führte früher jedes Jahr eine Saftfastenwoche durch, doch am zweiten Fastentag hatte sie Kreislaufprobleme, Unterzuckerung und Kopfschmerzen und fror am ganzen Körper. Deshalb wählt sie jetzt das Suppenfasten, denn die Kombination von Kartoffeln und Gemüse in den warmen Suppen sorgen für einen ausgeglichenen Blutzuckerspiegel und einen stabilen Kreislauf.

Das Herzstück der Fastenwoche: Trinken

Basentee ist in der Lage, zu viel vorhandene Säuren zu neutralisieren und sie über die Nieren auszuscheiden.

In der Fastenzeit braucht der Körper täglich 3 Liter Flüssigkeit in Form von Wasser und Kräutertee. Wasser reinigt das Blut, das Gewebe und spült die Nieren kräftig durch. Optimal ist Wasser ohne Kohlensäure, da Sie ja neben der Fettverbrennung auch entsäuern wollen. Wasser mit Kohlensäure bringt Säuren in den Körper. Falls Sie Wasser ohne Kohlensäure nicht mögen, weichen Sie auf stilles Mineralwasser aus. Tee ist ein sehr guter Partner beim Abnehmen und Entschlacken. Er kurbelt den Stoffwechsel an, hilft dem Körper zu entgiften und unterstützt die Verdauung. Sein Geheimnis:

das Zusammenwirken von ätherischen Ölen, Gerb- und Bitter-stoffen sowie bioaktiven Substanzen. Besonders viele verschiedene Kräuter in einem Tee machen ihn stark basisch und fördern die Entschlackung optimal. Alkohol und Kaffee sind in der Fastenzeit nicht förderlich, da sie die Gewichtsabnahme und Entschlackung blockieren. Den Kaffeeverzehr sollten Sie langsam ausschleichen, also sanft reduzieren. Sie können auch schon eine Woche vor Fastenbeginn mit dem Kaffeetrinken aufhören, indem Sie jeden Tag eine Tasse weniger trinken. Somit können Sie bei Fastenbeginn auf ihn verzichten. Sehr selten treten an den Schläfen Druckgefühle in Form von leichten Kopfschmerzen auf. Dieser sogenannte Entzugskopfschmerz geht jedoch nach etwa einem Tag vorüber.

Trinken Sie alternativ zu Kaffee grünen Tee, damit Sie den Kaffeeentzug besser vertragen. Grüner Tee ist unfermentierter schwarzer Tee und deshalb koffeinhaltig. Er ist in der individuellen Fastenwoche erlaubt und gut verträglich. Nach dem Fasten reduzieren Sie den früher üblichen Kaffeekonsum oder weichen auf säurefreien Kaffee aus (www.fasten-shop.de).

Tipps zum Trinken

- Trinken Sie direkt nach dem Aufstehen 2 Gläser Wasser, damit die Fastensäuren der Nacht verdünnt und ausgeschieden werden können. Behalten Sie nach dem Fasten diese Angewohnheit bei.

- Trinken Sie doppelt so viel Wasser wie Tee, also ca. 2 Liter Wasser und 1 Liter Tee. Nur so kann die Niere optimal arbeiten.

- Trinken Sie morgens bis 10:00 Uhr ca. 1 Liter, mittags bis ca. 14:00 Uhr etwa den zweiten Liter und bis abends um 18:00 Uhr den dritten Liter Wasser oder Tee. Somit müssen Sie nachts nicht zu oft Wasser lassen und der Körper hat tagsüber genug Flüssigkeit zum Verdünnen und Ausscheiden der Säuren zur Verfügung.

- Der Urin muss am zweiten Tag klar und durchsichtig sein, sonst trinken Sie zu wenig.

- Trinken Sie morgens und abends, wenn Sie mögen, eine heiße Zitrone ohne Honig. Dies fördert zusätzlich die Fettverbrennung und schmeckt.

- Trinken Sie zusätzlich ca. 250 Milliliter frisch gepresste Säfte, sie schmecken gut, reinigen das Blut und fördern den Fettabbau, außerdem liefern sie wertvolle Vitamine und Mineralien. Als Saftfaster dürfen Sie sogar 500 Milliliter frischen Saft trinken.

- Stellen Sie sich eine Flasche Wasser an alle wichtigen Orte, die Sie tagsüber passieren, damit das Trinken Sie ständig begleitet.

- Trinken Sie mäßig, aber regelmäßig über den Tag verteilt.

- Trinken Sie kein eiskaltes Wasser.

Die Zunge reinigen

Wie intensiv die Entschlackung in der Fastenwoche abläuft, sehen Sie am Belag Ihrer Zunge. Denn die Schleimhäute sind über ein ausgedehntes Informationssystem vernetzt und arbeiten Hand in Hand. Wenn der Darm sich reinigt und erneuert, werden auch alle anderen Schleimhäute gereinigt. Die Zunge kann grau gelblich und pelzig belegt sein wenn eine starke Entgiftung von Leber und Galle vorliegt. Ist der Belag sehr stark weißlich-hell ist, dann wird der Magen und der Dünndarm gereinigt. Mit dem Zungenreiniger kann man den verstärkten Belag in der Fastenzeit freischaben. Putzen Sie sich auch die Zähne und essen Sie mal einen Zitronenschnitz.

Anweisung: Morgens die Zunge mit einem Zungenreiniger von hinten nach vorne drei- bis viermal schaben, bis sie frei wird. Danach Mund ausspülen und wenn gewollt, Zähne putzen.

Das Fastenritual wird Ihnen von Tag zu Tag leichter von der Hand gehen.

Die Öl-Zieh-Kur

Öl-Ziehen ist eine biologische Heilmethode, die ohne das Einnehmen von Präparaten erfolgt und für den Körper eine sehr gute Entschlackung bewirkt. Die Mund- und Rachenhöhle, Mandeln und Lymphsystem werden von krankmachenden Keimen befreit, durch das Öl gebunden und ausgeschieden. Sie beginnen damit schon in den Entlastungstagen, noch morgens vor dem Frühstück.

Anweisung: 1 Teelöffel kaltgepresstes Sonnenblumenöl in den Mund nehmen, schlürfen und in der Mundhöhle hin und her saugen. Das Öl sollte auf keinen Fall heruntergeschluckt werden. Es ist erst dickflüssig, wird später milchig weiß und dünnflüssig und sollte dann ausgespuckt werden. Falls Ihr Öl noch keine milchig weiße Farbe erreicht hat, sondern noch gelb ist, dann haben Sie Ihren Mund-Rachenraum zu kurz gespült. Die optimale Dauer liegt bei 15 bis 20 Minuten. Falls Sie es nicht so lange schaffen, spucken Sie das Öl aus und starten einen erneuten Versuch. Nach dem Ausspucken reinigen Sie Ihre Mündhöhle gründlich mehrmals mit Wasser und putzen sich die Zähne. Das Tolle ganz nebenbei: Durch die Öl-Zieh-Kur bekommen Sie schöne weiße Zähne, unterbinden Zahnfleischbluten und Zahnstein und festigen lockere Zähne.

Das Trockenbürsten

Für einen aktiven Start in den Tag bürsten Sie vor dem Duschen die Schlacken der Nacht regelrecht aus dem Körper. Sie benötigen dazu eine Körperbürste, am besten mit einem langen Stiel. Das Trockenbürsten steigert die Durchblutung der Haut und sorgt dafür, dass sie schön und elastisch bleibt. Zudem wird der Kreislauf stabilisiert und die Lymphe gereinigt. Das Trockenbürsten kann auch nach der Fastenzeit weiter durchgeführt werden. Besonders Ernährungsnaturelle können dadurch ihren trägen Stoffwechsel zusätzlich anregen. Bei Empfindungsnaturellen sorgt das Trockenbürsten für einen ausgeglichenen und stabileren Kreislauf.

Anweisung: Bürsten Sie mit mittelstarkem Druck immer zum Herzen hin, beginnend mit dem rechten Bein (erst Außenseite, dann Innenseite), dann das linke Bein, den rechten Arm (erst Außenseite, dann Innenseite), den linken Arm, abschließend den Bauch und zum Schluss den Rücken.

Sie werden überrascht sein, wie frisch Sie sich allein durch das Trockenbürsten fühlen. Am besten führen Sie es vor einem offenen Fenster aus, um den Körper gleichzeitig mit frischem Sauerstoff zu versorgen.

Der Einlauf

Wenn Sie sich in der Fastenwoche fit und vital fühlen und maximal an Gewicht verlieren wollen, sollten Sie Ihren Darm regelmäßig entleeren. Egal ob Sie mit Säften, Früchten oder Suppen fasten, eine Darmreinigung durch Einläufe oder Darmbäder ist unverzichtbar. In der Fastenzeit muss mindestens jeden zweiten Tag wenig Stuhlgang abgehen, besser täglich. Ansonsten besteht die Gefahr einer zu langen Giftbelastung im Darm durch Fäulnis- und Gärungsprozesse, sowie einer Rückvergiftung vom Darm über das Blut in die Leber. Denn Leber und Galle schicken ausscheidungspflichtige Schlackenstoffe in den Darm. Von dort sollten diese Stoffe über den Stuhl täglich entsorgt werden. Unverzichtbar in der Fastenzeit ist also der tägliche morgendliche Einlauf. Hierzu benötigen Sie einen Irrigator (Einlaufgerät). Leicht zu handhaben ist ein Reiseirrigator, ungeeignet sind Klistiere.

Anweisung: Den Irrigator mit 1 bis 1½ Liter lauwarmem Wasser füllen und an einem Haken aufhängen; durch einen kleinen Hahn kann der Wasserzufluss reguliert werden. Lassen Sie zunächst etwas Wasser durch den Schlauch in ein Waschbecken laufen, damit die vorhandene Luft entweichen kann. Führen Sie das eingefettete Endstück des Schlauches anal wie ein Fieberthermometer ein. Nachdem das Wasser in den Enddarm gelaufen ist (¼ bis ½ Liter pro Einlauf), drehen Sie den Irrigator zu, ziehen ihn heraus und legen sich entweder in der Badewanne auf den Rücken oder stellen bzw. hocken sich in die Dusche. Versuchen Sie, möglichst lange das Wasser im Darm zu halten, während Sie sich den Bauch sanft massieren. Danach sollten Sie schnell die Toilette aufsuchen und sich entleeren. Ein zweiter Einlauf soll direkt nachfolgen.

Die Darmspülung

Falls Sie den Einlauf nicht selber durchführen wollen, gibt es auch die Luxusvariante, genannt Colon-Hydro-Therapie, bei der warmes gefiltertes Wasser durch den gesamten Dickdarm gespült wird. Ein Therapeut massiert während der Behandlung den Bauch und kann damit gezielt Schlacken zum Lösen bringen. Während der Einlauf nur den Enddarm reinigt, ist die Darmspülung in der Lage, den gesamten Dickdarm zu reinigen. Die Darmspülung ist schmerzlos und ohne jede Geruchsbelästigung. Sie ist nicht zu verwechseln mit der Darmspiegelung. Wir empfehlen für eine effektive Darmreinigung die Colon-Hydro-Therapie während der Fastenzeit von einem erfahrenen Therapeuten zwei- bis dreimal pro Woche, bei chronischen Beschwerden auch täglich durchführen zu lassen.

Info

Unter www.typfasten.de können Sie eine Liste der Colon-Hydro-Therapie-Therapeuten anfordern.

Die Wechseldusche

Regen Sie Ihren Kreislauf beim Duschen an, indem Sie zwei Minuten warm, ein paar Sekunden kalt duschen, den Vorgang dreimal wiederholen und mit kaltem Wasser aufhören.

Die grüne Tonerde

Auch grüne Tonerde hilft, Schlacken aus dem Gewebe über den Darm auszuscheiden. Sie ist sonnengetrocknet, naturbelassen und enthält keine Konservierungsstoffe. Sie ist in der Lage,

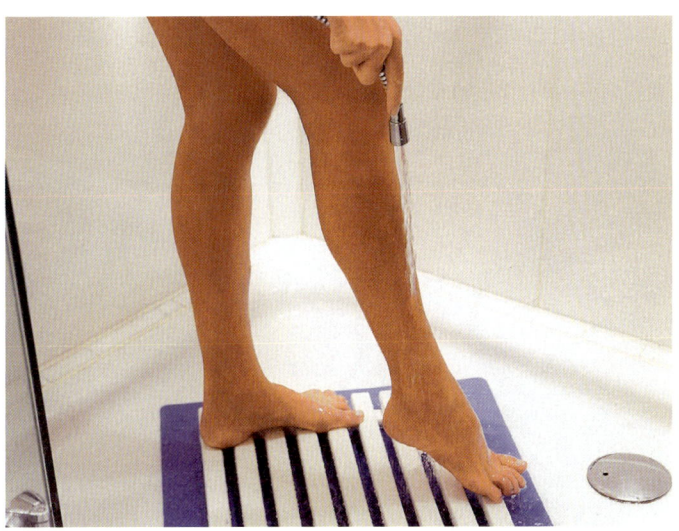

Gärungs- und Fäulnisgifte im Darm optimal zu binden und sie geruchslos zu machen. Mit ihren feinen Körnchen massiert sie gleichzeitig den Darm. Falls Sie zu leichtem Sodbrennen neigen, ist die Tonerde ebenfalls hilfreich und schützt Ihren Magen.

Anweisung: Morgens 1 Teelöffel grüne Tonerde in einem Glas Wasser verrühren und trinken. Wenn Sie Früchtefaster sind, dann können Sie auch mittags und abends noch einen Teelöffel Tonerde mit Wasser verdünnt einnehmen, da so die Säure aus den Früchten besser im Darm gebunden wird.

Wechselduschen sind seit jeher eine gute Methode, um den Kreislauf in Schwung zu bringen.

Der Brottrunk

Die alte Tradition, gesunde milchsaure Getränke aus Getreide oder Brot (Kwas) herzustellen stammt ursprünglich aus Russland. Bäckermeister Willi Kanne hat den Kanne-Brottrunk ohne die Bildung von Alkohol entwickelt. Brottrunk ist ein milchsaures Gärgetränk, für das aus biologisch angebautem Getreide ein Vollkornsauerteigbrot gebacken wird. Das Brot wird mit Quellwasser versetzt

Auch basische Entsäuerungsbäder sind zum Entschlacken über die Haut geeignet. Geben Sie dafür 3 bis 4 Esslöffel eines basischen Salzes in die Badewanne und entspannen Sie sich 35 bis 45 Minuten im warmen Wasser.

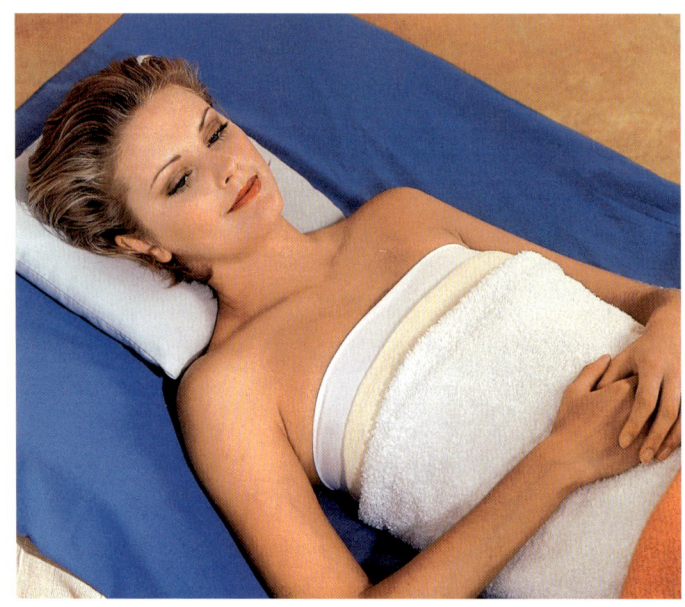

Wohltuende Wärme durchströmt den Körper bei einem Leberwickel. Da darf man beruhigt einschlafen.

Wenn Sie zusätzlich den Hautstoffwechsel in der Entgiftung unterstützen wollen, sind Ganzkörpereinreibungen mit Brottrunk sehr empfehlenswert. Den Brottrunk dazu morgens mit einem Waschlappen pur auf die Haut auftragen und einwirken lassen – nicht abduschen.

und langen Gärungsprozessen unterworfen. Durch diese Gärungsreaktion entstehen gesunde Brotgetreidebakterien, Milchsäure und Enzyme. Wenn der Gärprozess beendet ist, wird der Brottrunk abgezogen, gefiltert und in Flaschen abgefüllt. Er enthält eine hohe Anzahl gesunder Milchsäurebakterien, die beim Vergären von Brot entstandene Milchsäure (die sogenannte Brotgetreidesäure) und wertvolle Vitamine, Mineralien, Spurenelemente und Enzyme. Die biologisch aktive Milchsäure ruft ein physiologisches leicht saures und damit gesundes Darmmilieu hervor und unterstützt dadurch die gesunden Milchsäurebakterien in ihrem Wachstum. Brottrunk stellt somit ein optimales Lebensmittel zur Darmsanierung dar. Er fördert zudem in der Fastenzeit die Ausscheidung von Schlackenstoffen über den Darm und steigert die Verdauungsleistung.

Anweisung: Ein halbes Glas Brottrunk mit Wasser oder Apfelsaft zu gleichen Teilen verdünnen und frisch gekühlt trinken. Entweder nach dem Sport oder nach der Mittagsmahlzeit.

Der Leberwickel

Der Leberstoffwechsel läuft auf Hochtouren in der Fastenzeit. Alle Schlacken werden von der Leber verarbeitet und an Darm und Niere weitergereicht. Die Entgiftungsarbeit kann durch die feuchte Wärme mittels eines Wickels sehr gut unterstützt werden.

Anweisung: Eine Wärmflasche mit heißem Wasser füllen, in ein feucht-warmes Tuch wickeln und auf die Leber (rechte Seite, unter dem letzten Rippenbogen) legen. Darüber ein trockenes Handtuch legen. Zum Einwirken legen Sie sich am besten ins Bett. Der Leberwickel dauert etwa 20 Minuten. Genießen Sie nachmittags die angenehme und entspannende Wirkung des Leberwickels.

Die Chlorella-Alge

Es gibt ein weiteres Produkt, das die Ausscheidung von Schlackenstoffen unterstützt und beschleunigt. Es sorgt für eine Reinigung der Lymphe, sodass die unerwünschte Zellulitis sich verbessert oder ganz verschwindet. Es unterstützt die Niere in der Entschlackung, sodass sich die Haut verbessert, reiner und schöner wird. Das Mittel heißt Chlorella pyrenoidosa und ist eine Süßwasseralge. Sie enthält sehr viel Chlorophyll, den grünen Pflanzenfarbstoff, Vitamine, Mineralien, Spurenelemente und Aminosäuren. Die Mikroalgen-Zellwand besitzt die einzigartige Eigenschaft, Umweltgifte, Pestizide, Insektizide und Schwermetalle zu binden und auf natürlichem Wege auszuscheiden, etwa Quecksilber, das aus Amalgam und anderen Dentallegierungen freigesetzt wird.

Anweisung: Jeden Abend 3 Chlorella-Presslinge mit viel Wasser schlucken.

Entspannung für die Seele

Heutzutage klagen die meisten Menschen über Stress und hetzen von Termin zu Termin. Zum Durchatmen und Entspannen fehlt ihnen meistens die Zeit. Und genau das ist in der Fastenzeit sehr wichtig, d. h. nicht nur körperlich entgiften und entschlacken, sondern einfach einmal »die Seele baumeln lassen«. Fasten sollte immer ohne jede Art von Stress und mit viel Zeit und Muße ablaufen. Das richtige Fasten hellt die Stimmung auf, macht Sie heiter und fröhlich, die Lebensfreude kehrt zurück. In freier Natur wandern, Sport treiben und Fasten sorgen für Entspannung.

Die Fastenzeit ist immer auch eine Zeit der Besinnung, also: weg von der täglichen Reizüberflutung. Vermeiden Sie bitte in der Fastenzeit solche Dinge wie Fernsehen und Computerarbeit. Tägliche Ruhepausen und Entspannungszeiten sind unbedingt einzuhalten.

Massagen und Einreibungen

Nehmen Sie einfach Ihre köstlichen Säfte oder Tees in Thermoskannen mit, wenn Sie außer Haus gehen. So sind Sie flexibel und können Ihre Fastenspeisen überall genießen.

Massagen sind nicht nur angenehm und entspannend, sondern unterstützen den Körper bei der Entgiftung, da die Haut während der Fastenzeit vermehrt Schlackenstoffe ausscheidet. Benutzen Sie während der Fastenzeit möglichst keine Cremes, Schminke oder Puder, denn diese verstopfen die Poren und behindern so die Ausscheidung über die Haut. Natürliche Öle sind erlaubt, am liebsten als wunderbare ayurvedische Ganzkörper-Ölmassage sanft von Kopf bis Fuß von einem erfahrenen Masseur einmassiert.

Sauna

Ein Saunabesuch ist in der Fastenzeit nur dann angesagt, wenn der eigene Kreislauf stabil ist. Am fünften Tag der Fastenwoche können Sie sich diese Entspannung gönnen, bei der durch das passive Schwitzen Schlackenstoffe über die Haut freigesetzt werden. Außerdem tut die Wärme sehr gut, da der Körper in der Fastenzeit schnell zum Frieren neigt. Vergessen Sie am Saunatag bitte nicht, mindestens 3 Liter, besser jedoch 4 Liter Flüssigkeit in Form von Wasser und Tee zu trinken. Sie verlieren durch das Schwitzen sehr viel Flüssigkeit, die wieder aufgefüllt werden muss.

Warmes Fußbad

Ein Problem während einer Fastenkur sind kalte Füße, die durch ein Fußbad ausreichend gewärmt werden. Warme Fußbäder fördern zusätzlich die Ausscheidung von Schlacken über die Nieren. **Anweisung:** Ein hohes Gefäß mit Wasser (36 °C bis 38 °C) füllen und die Füße einstellen. Diese danach kurz mit kälterem Wasser (12 °C bis 18 °C) abgießen. Besonders die Empfindungsnaturelle (Vata-Typen) sollten regelmäßig ein warmes Fußbad oder ein Basenbad durchführen, um ihren kalten Stoffwechsel zu wärmen.

Einkaufsliste für die Zeit des Fastens

- Etwa 25 Liter natriumarmes Mineralwasser ohne Kohlensäure
- Ein Zungenschaber für die Reinigung der Zunge
- Kaltgepresstes Sonnenblumenöl zur Öl-Zieh-Kur
- Eine Körperbürste zum Trockenbürsten
- Einen Reiseirrigator für die Einläufe
- Grüne Tonerde zum Binden der Fastensäuren
- Brottrunk für den Darm (auch in Drogerien erhältlich)
- Eine Wärmflasche für die Leberwickel
- Körperöl für die Hautpflege (bitte keine Cremes verwenden)
- Chlorella-Alge zur Entschlackung
- Basisches Badesalz zum Entsäuern
- Eventuell Kreislauftropfen (Apotheke)
- Basen-Mischung mit Bio-Gemüse, Kräutern und Getreide
- Gemüsebrühe: die Basen-Mischung vom vitalife-versand (www.fasten-shop.de) oder das in Naturkostfachgeschäften erhältliche »Würzl« von bruno fischer oder die Brühe selber herstellen nach dem Rezept Körnige Gemüsebrühe (s. Seite 75)
- Kräutersalz wie das Himalaya-Kräutersalz
- Hochwertige Speiseöle wie Oliven-, Sonnenblumen-, Kürbiskern- oder Sesamöl
- Essig wie Aceto balsamico oder Weißweinessig
- Zum Süßen Naturhonig, Agaven- oder Apfeldicksaft, Ahornsirup, aber kein Zucker, keine künstlichen Süßstoffe
- Ayurvedische Gewürze wie Currypulver, Kurkuma, Ingwer, Chili
- Frische, getrocknete bzw. tiefgefrorene Kräuter
- Kartoffeln, Zwiebeln, Knoblauch
- Trockenfrüchte wie Aprikosen, Feigen, Pflaumen usw.
- Verschiedene Kräuterteesorten und Basentee

Es gibt gut sortierte Fasten-Einsteiger-Pakete, die Sie bequem über den Fastenversand (www.fasten-shop.de) bestellen können und sich so ohne viel Aufwand auf die Fastenwoche vorbereiten können.

Fitness-Workout – Fit durch die individuelle Fastenwoche

Das tägliche Fitness-Workout für Bauch, Beine und Po fördert die Durchblutung des Körpers und regt den Kreislauf an. Führen Sie die Übungen bei geöffnetem Fenster durch und wärmen Sie sich zuvor gut auf, indem Sie 10 Minuten z. B. locker laufen, etwa auf einem Crosstrainer. Beachten Sie bei den Übungen Ihren persönlichen Trainingszustand. Führen Sie jede Übung 15 bis 20 Mal aus, legen Sie eine Pause ein und wiederholen Sie diese Serie zweimal. Dann folgt die nächste Übung. Als Hilfsmittel benötigen Sie zuweilen kleine Hanteln oder ein elastisches Theraband.

Kräftigung der Gesäßmuskulatur und Oberschenkel-Außenseite

1 Setzen Sie sich mit angewinkelten Beinen so auf die Matte, dass sich das eine Bein vor und das andere hinter dem Körper befindet. Die Beine liegen dabei seitlich (auf den Innen- bzw. Außenseiten der Schenkel) auf der Matte.
2 Verlagern Sie den Oberkörper leicht nach vorne auf das vordere Bein und heben Sie das hintere angewinkelte (rechter Winkel) Bein ab. Die Oberschenkel-Innenseite des Spielbeins (das hintere Bein) ist parallel zur Matte. Halten Sie dabei den Rücken gerade und ziehen Sie die Schultern nach hinten und unten.
3 Stützen Sie sich mit den Händen vor dem Körper ab. Halten Sie die Spannung solange Sie können.
4 Heben und senken Sie das hintere Bein und zählen Sie bei jeder Bewegung mit (Zweier-Rhythmus), um die Bewegung gleichmäßig und nicht zu schnell auszuführen.
5 Wechseln Sie die Seite.

Kräftigung der Bauchmuskulatur und Oberschenkel-Innenseite

1 Legen Sie sich auf den Rücken und heben Sie die Beine im rechten Winkel an. Halten Sie ein Kissen zwischen den Knien, indem Sie die Oberschenkel leicht gegeneinander pressen.
2 Spannen Sie dabei die Bauchmuskulatur an, indem Sie den Bauchnabel einziehen und drücken Sie die Lendenwirbelsäule fest gegen die Matte. Halten Sie diese Grundspannung während der gesamten Bewegungsausführung, um ein Hohlkreuz zu vermeiden.
3 Schieben Sie die Beine nach vorne (ohne die Lendenwirbel vom Boden zu lösen) und bauen Sie gleichzeitig Spannung in den Beinen auf, indem Sie die Knie fest in das Kissen hineindrücken. Atmen Sie dabei ganz langsam und entspannt aus. Vermeiden Sie eine Pressatmung.

4 Beim Einatmen lösen Sie die Spannung in den Beinen und kehren langsam wieder zur Ausgangsstellung zurück. Atmen Sie tief durch.

Kräftigung der schrägen Bauchmuskulatur

1 Legen Sie sich auf den Rücken und halten Sie die Beine in der 90-Grad-Stellung.
2 Heben Sie bei der Ausatmung den Kopf und die Schultern vom Boden ab (nicht hochschwingen, sondern die Bauchmuskeln aktivieren) und drücken Sie die rechte Hand von außen gegen das linke Knie. Halten Sie den Druck etwa 4 Sekunden.
3 Beim Ausatmen nehmen Sie den Druck weg und bauen erneut Spannung zur anderen Seite auf (linke Hand ans rechte Knie).

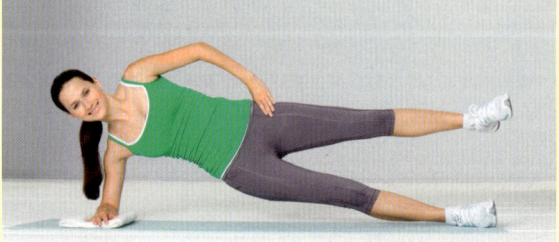

Der seitliche Unterarmstütz ist die Ausgangslage für eine Übung, bei der die Bauchmuskeln trainiert werden.

Kräftigung der schrägen und seitlichen Bauchmuskulatur sowie der Oberschenkel-Außenseite

1 Setzen Sie einen Unterarm so auf den Boden auf, dass der Ellenbogen unter dem Schultergelenk aufliegt. Heben Sie den Körper so an, dass zusätzlich nur noch die Füße den Boden berühren (= Grundhaltung »seitlicher Unterarmstütz«).
2 Halten Sie diese Position einige Sekunden oder spreizen Sie das obere Bein ab und heben und senken es mehrmals.
3 Wechseln Sie die Seite. Achten Sie auf eine Ganzkörperspannung, damit Sie nicht ins Hohlkreuz fallen.

Kräftigung der Rücken-, Schulter- und Armmuskulatur

1 Stellen Sie sich hüftbreit mit leicht gebeugten Knien, Arme in U-Halte und Ellenbogen in Schulterhöhe hin und halten Sie in beiden Händen jeweils eine Hantel bzw. eine kleine Wasserflasche.

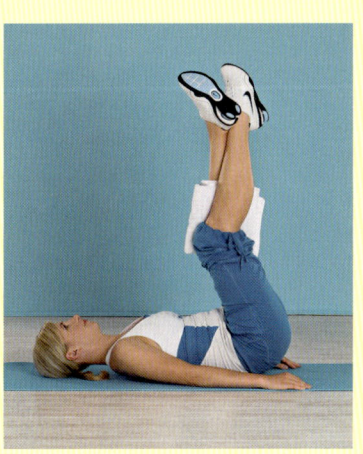

2 Strecken Sie beim Ausatmen die Arme gleichzeitig so nach oben, dass die Ellenbogen in der Endposition noch eine leichte Beugung aufweisen.
3 Führen Sie beim Einatmen die Arme langsam wieder in die Ausgangsposition zurück.

Kräftigung der Rückenstreck- und Gesäßmuskulatur

1 Legen Sie sich in Bauchlage bis zur Hüfte auf einen Tisch oder eine erhöhte Unterlage und halten Sie sich mit den Händen an den Tischbeinen fest. Die Beine hängen über die Tischkante und weisen zwischen Hüft- und Kniegelenk einen rechten Winkel auf.
2 Strecken Sie die Beine nach hinten oben, aber nur so weit, dass die Beine mit dem gesamten Körper eine gerade Linie bilden.
3 Halten Sie die Spannung im gesamten Körper etwa 15 Sekunden. Fallen Sie dabei nicht ins Hohlkreuz.

Kräftigung der Bauch- und Brustmuskulatur

1 Befestigen Sie ein Theraband über Augenhöhe an einer stabilen Halterung (z. B. Regalbogen) und setzen Sie sich seitlich zum Band auf eine Matte auf dem Boden.
2 Umgreifen Sie das Bandende fest mit beiden Händen und ziehen Sie dieses während der Ausatmung von rechts oben nach links unten in Richtung Knie.

Ein Kissen zwischen den Knien zu halten, erfordert gute Körperspannung.

3 Halten Sie das Band in der Endposition 15 Sekunden lang und lassen Sie dann das Band langsam gegen den Widerstand zurück gleiten.

Kräftigung der Rückenmuskulatur

1 Stellen Sie sich rücklings mit gebeugten Ellenbogen an die Wand, sodass die Unterarme parallel zum Boden zeigen. Beugen Sie etwas die Knie und kippen Sie die Hüfte leicht nach vorne.
2 Drücken Sie beim Ausatmen die Oberarme fest gegen die Wand und halten Sie diese Spannung 15 Sekunden, dann lösen Sie mit der Ausatmung den Druck der Arme, um sofort mit der nächsten Ausatmung wieder Spannung aufzubauen.

Kräftigung der Brustmuskulatur

1 Stellen Sie sich seitlich in den Türrahmen und legen Sie beide Hände von außen an den Türrahmen. Beugen Sie leicht die Knie, kippen Sie die Hüfte nach vorne und spannen Sie die Bauchmuskulatur an.
2 Beim Ausatmen geben Sie Druck von außen an den Rahmen, so als wollten Sie sich mit beiden Händen berühren.
3 Lösen Sie die Spannung kurz und bauen Sie direkt wieder Druck gegen den Türrahmen auf. Halten Sie die Atmung während der Übung nicht an, ziehen Sie die Schultern nach hinten und unten und bauen Sie die Spannung im ganzen Körper auf.

Der Ablauf
im Einzelnen

Eine Woche individuell fasten bedeutet, sich entspannt auf die neuen Körperreaktionen einzustellen. Als Leitfaden und zur Hilfe führt Sie Lillis Beispiel durch den Ablauf. Aufgrund ihres Kapha-Pitta-Naturells führt sie eine individuelle Fastenwoche mit Früchten durch. Bei den Tagesabläufen für das Saftfasten und das Suppenfasten ändert sich dann jeweils nur die Ernährung. Die Tagesrituale bleiben unverändert.

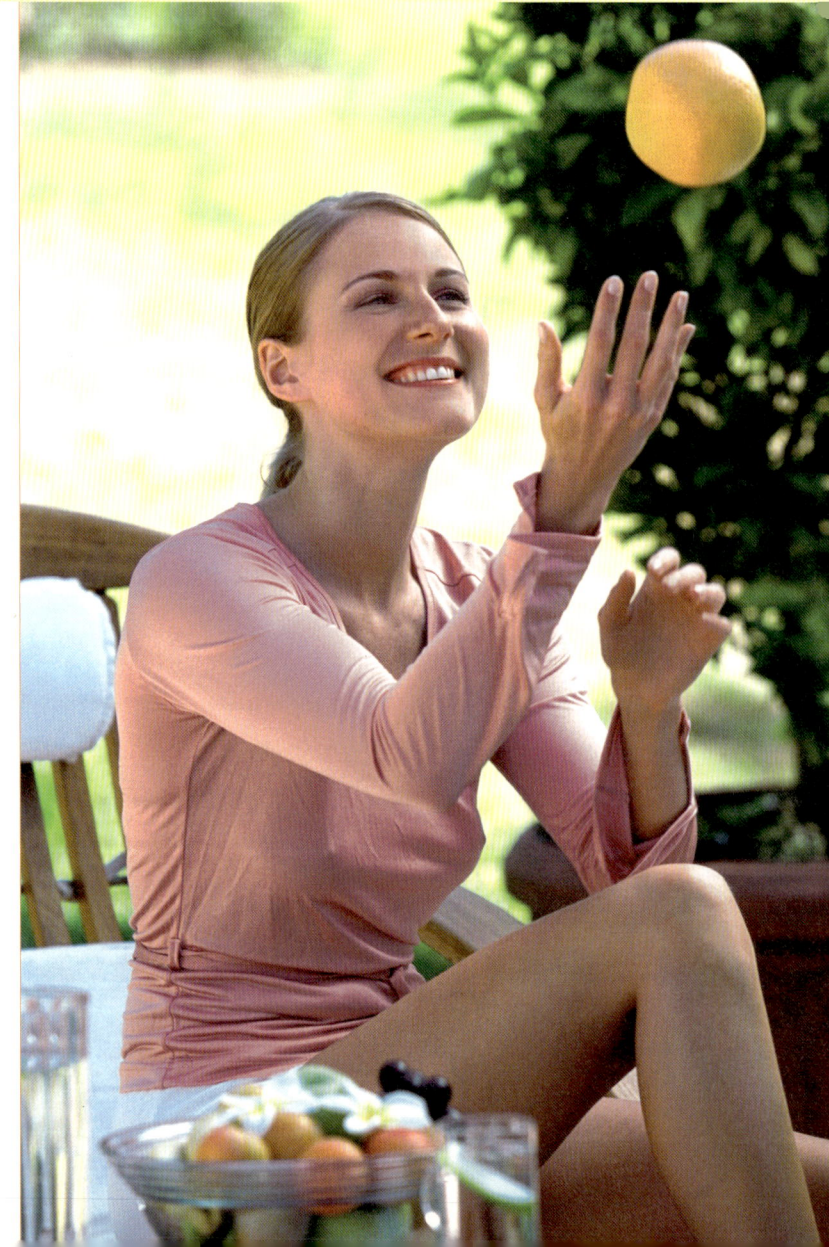

Die Entlastungstage vorab

Die Entlastungstage stimmen den Körper auf die eigentlichen Fastentage ein. Egal, ob Sie Saft-, Früchte- oder Suppenfasten machen, halten Sie sich bitte an die vorgegebenen Handlungen und notieren Sie als erstes Ihr Körpergewicht, damit Sie im Verlauf des Fastens erkennen, wieviele Kilos Sie abnehmen.

Der 1. Entlastungstag

Der erste Entlastungstag ist der Start in die Fastenwoche. Die Verdauung wird langsam entlastet, leichte Speisen stehen auf dem Speisezettel. Heute gibt es nur kleine Portionen zu essen, schließlich soll sich der Körper langsam aber sicher auf das Fasten einstellen. Fleisch und Wurst sind in der nächsten Woche tabu, ebenso alle Milchprodukte und Fisch. Zum Frühstück der Entlastungstage freut sich Lilli auf das Fitmacher-Schokomüsli weil dies noch mal so richtig lange satt macht und so wunderbar nach Schokolade schmeckt. Sie könnte aber auch ein Vollwertbrot mit Honig bzw. pflanzlichen Aufstrichen oder einen reinen Früchteteller als Frühstück verzehren. Mittags steht Basen-Power auf dem Progamm, schließlich soll die Entsäuerung eingeläutet werden. Sie kann Kartoffeln in allen Variationen verzehren (Pellkartoffeln, Bratkartoffeln, Folienkartoffeln etc.), dazu einen leckeren Avocadodip und frischen Salat. Was Lilli etwas schwer fällt, ist auf Salz zu verzichten und dafür viele Kräuter und Gewürze wie Ingwer, Kurkuma, Pfeffer und Curry einzusetzen. Durch den Salzverzicht wird verstärkt Gewebewasser ausgeschwemmt, der Bauch wird flacher. Als Zwischenmahlzeit gönnt sich Lilli sonnengereifte Früchte jeder Art oder gutes Vollwertbrot. Gleichzeitig ändert sie komplett ihre Trinkgewohnheiten. Heute sind 2 Liter stilles Wasser (ohne Kohlensäure) angesagt, dazu 1 Liter Tee, und den Kaffee ersetzt sie durch grünen Tee. Abends

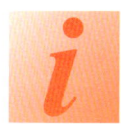

Info

Detaillierte Ablaufpläne im Überblick finden Sie für das Saftfasten auf Seite 62, für das Früchtefasten auf Seite 64 und für das Suppenfasten auf Seite 66.

gönnt sie sich einen mediterranen Gemüseteller mit Paprika, Aubergine, Tomaten, Zucchini und Oliven bzw. ein Vollwertbrot mit Salat und probiert den Curry-Ananasdip aus.

Abschied von verführerischen Dingen

Stellen Sie sich gedanklich auf die Fastenwoche ein: »Ich kann fasten und habe mich fest dazu entschlossen. Ich weiß, dass es eine schöne, wohltuende Woche wird.«

Die vielen leckeren Naschereien von der Schokolade über Pralinen bis zu den Gummibärchen hat Lilli in eine Kiste gesteckt, damit sie ja nicht in Versuchung kommt, schwach zu werden. Natürlich sind ab heute auch Alkohol und Zigaretten tabu, schließlich will Lilli entschlacken und ihr Blut und Gewebe reinigen. Da sie auch etwas an Gewicht verlieren möchte, stellt Lilli sich auf die Waage und beschließt, jeden Tag etwas Sport zu treiben. Den Satz: »Nur Muskeln, die bewegt werden, können Fett verbrennen«, hat sie noch im Ohr und sucht ihre Laufschuhe.

Ein Motto für jeden Tag

Lilli stellt sich schon mal darauf ein, dass jeder Fastentag ein Motto gemäß seiner besonderen Wirkung haben wird, egal, ob es sich dabei um das Saft-, Früchte- oder Suppenfasten handelt:

1. Tag: Die Entgiftung
2. Tag: Die Darmreinigung
3. Tag: Die Stärkung des Immunsystems
4. Tag: Die Fatburner-Enzyme
5. Tag: Die Blutreinigung
6. Tag: Die Schönheit für Haut, Haare und Nägel

Einkaufen gehen und sich einstimmen

Lilli plant nun auch den Einkauf der Obst- und Gemüsefrüchte für die kommenden Fastentage gemäß ihrer Wochentabelle und bereitet alle Fastenutensilien vor (siehe Seite 45). Ansonsten ist ein gemütliches Ausklingen angesagt. Die Trinkmenge von ca. 3 Litern hat sie mit etwas Mühe geschafft. Der Urin war gegen Abend klar und durchsichtig. Prima, dann kann es so weitergehen.

Der 2. Entlastungstag

Lilli ist begeistert. Obwohl nur ein Tag vorbei ist, wiegt sie schon 1 Kilogramm weniger. Natürlich ist dies kein reines Fett, sondern Gewebewasser, doch es motiviert sie trotzdem. Kann es wirklich sein, dass durch den Salzverzicht und die rein basische Ernährung der Stoffwechsel so gut durchgespült wird? Es kann, und es wird so weitergehen, ihr Bauch ist bereits flacher geworden.

Rituale wie beim Fasten

Lilli startet in den Tag wieder mit Wasser trinken, 1 bis 2 Gläser, gleich nach dem Aufstehen. Der Einfachkeit halber, stellt sie schon abends ein Flasche stilles Mineralwasser auf den Nachttisch, damit sie es nicht vergisst. Danach folgen Trockenbürsten vor dem offenen Fenster und die Wechseldusche. Dann raus aus dem Haus und frische Luft tanken. Lilli macht einen längeren Spaziergang, sie geht vereinzelt etwas flotter, ca. 60 bis 90 Minuten, weil sie Fett verbrennen will. Das Fastenritual – vor dem Frühstück 1 Teelöffel grüne Tonerde in einem Glas lauwarmen Wasser verrühren und trinken, nachmittags ein halbes Glas Brottrunk mit Wasser oder Apfelsaft vermischen und trinken und am Abend 3 Chlorella-Presslinge schlucken – steht heute, wie jeden Tag, auf dem Programm. Das Essen gestaltet Lilli wie am ersten Entlastungstag, sie reduziert jedoch die Menge und setzt verstärkt auf gedünstetes Gemüse, Obst und Salate. Nach dem Mittagessen ist Ruhe angesagt. Zeit für den Leberwickel, der zudem ihren Magen-Darm-Trakt beruhigt und den Körper wärmt. Was Lilli schwer fällt, ist der Kaffeeverzicht. Der geliebte Capuccino fällt nun schon den zweiten Tag aus und ein leichter Druck an den Schläfen begleitet sie den ganzen Tag, sie fühlt sich etwas müde, doch sie merkt gleichzeitig, dass mit ihrem Stoffwechsel etwas passiert. Am Abend genießt sie ein basisches Bad, um über die Haut zu entgiften. Danach trinkt sie noch eine Tasse Basentee und hört entspannende Musik.

Machen Sie es wie Lilli und schreiben Sie zwei Spickzettel, was jeden Tag in der Fastenroutine zu absolvieren ist und hängen Sie sie an Ihren Küchenschrank und ins Bad, damit Sie nichts vergessen.

Die eigentlichen Fastentage

Jetzt geht es richtig los mit dem Fasten. Der Körper schaltet nun von der Nahrungsaufnahme auf die Ausscheidung um. Dafür muss der Darm kräftig entleert werden.

Der 1. Fastentag: Entgiftung

Wer Probleme mit den Bandscheiben, dem Herzen, Migräne oder dem Magen hat, sollte auf keinen Fall glaubern, da sich die Beschwerden durch den schnellen Wasserentzug verstärken können. Am besten, Sie starten zu Hause mit einem Einlauf und verzichten auf ein chemisches Abführmittel.

Auf Glaubersalz verzichtet Lilli freiwillig, um ihren sensiblen Magen nicht zusätzlich zu reizen. Glaubersalz ist ein Abführsalz, um den Dünn- und Dickdarm zu reinigen, man erhält es in Apotheken. Empfehlenswert ist, wenn überhaupt, ein mildes Passagesalz, um für eine sanfte Darmreinigung zu sorgen. So macht Lilli ihren ersten Einlauf und findet es überhaupt nicht schlimm. Sie weiß, dass sich dadurch die Entschlackung über den Darm verbessert und verhindert wird, dass alte kranke Darmbestandteile über den Darm ins Blut wandern. Zudem soll der Einlauf das beste Mittel gegen Hunger sein, denn wenn der Darm entleert ist, fühlt sich der Körper leichter und freier an. Lilli hat nur Angst, Hunger zu bekommen, doch davon war in den ersten zwei Tagen nichts zu spüren.

Fastenrituale am Morgen

Es steht das morgendliche Fastenritual auf dem Programm: Zunge reinigen, Wasser trinken, Öl-Zieh-Kur, Trockenbürsten und Wechseldusche, Fitness-Workout, Tonerde einnehmen. Die detaillierten Ablaufpläne stehen auf den Seiten 62 bis 67 in diesem Buch.

Die Entgiftung anregen

Zum Frühstück trinkt Lilli 2 Tassen Kräutertee und genießt ihren wunderbaren Früchteteller. Optimal zur Entgiftung ist die Wassermelone, ihr Fleisch hat einen sehr hohen Gehalt an Vitamin E und Vitamin C. Kombiniert mit Erdbeeren entsteht eine wahre

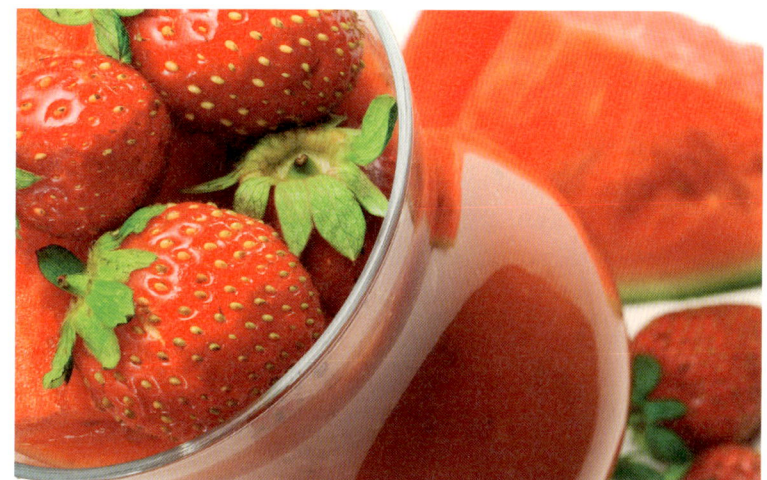

Erdbeeren und Wassermelonen stehen beim Fasten hoch im Kurs. Zusammengemixt ergeben sie eine wahre Vitamin-C-Bombe.

Vitamin-C-Bombe. Lilli presst sich einen Saft aus Erdbeeren und Wassermelone plus Banane, den Cleaning red. Die Entgiftung wird durch den hohen Gehalt an Zink und Kalium forciert, da diese Spurenelemente die Entsäuerung des Stoffwechsels unterstützen. Am ersten Fastentag trinkt Lilli zusätzlich morgens, mittags und abends eine Tasse Nierentee, damit die Ausscheidung über die Nieren zusätzlich unterstützt wird. Damit möchte sie auch ihren erhöhten Blutdruck verbessern. Die Nierenteemischung hat sie sich fertig in der Apotheke besorgt und bereitet den Tee immer frisch zu. Jeden zweiten Tag trinkt sie Goldrutentee, ein optimaler Durchspüler für ihre Nieren. Danach schnürt sie ihre Laufschuhe und joggt 10 Minuten, danach geht sie 5 Minuten zügig und joggt wieder 10 Minuten, dies wiederholt sie dreimal. Dieses Intervall-Trainig ist der beste und effektivste Fatburner. Sie kommt richtig ins Schnaufen und flucht zwischendurch vor sich hin, doch sie hält durch und fühlt sich nach der leichten Anstrengung großartig. Das Abnehmen ist ihr doch sehr wichtig, deshalb möchte sie sich so oft wie möglich mit viel Spaß bewegen. Sie hätte nie gedacht, dass Fasten und Bewegen gleichzeitig möglich ist.

Auch wenn Sie sich für das Suppenfasten entschieden haben, können Sie jeden Tag einen frisch gepressten Saft (250 Milliliter) trinken, denn die Säfte verbrennen Fett und liefern wertvolle Vitalstoffe. Gekaufte Säfte aus der Flasche sind zum Fasten nicht geeignet.

Fastenrituale in der zweiten Tageshälfte

Als Früchtefaster genießt Lilli am ersten Fastentag zum Mittag einen wunderbaren Obstteller der Saison, gewürzt mit Zitronensaft, Zitronenmelisseblättchen und frischem Ingwer. Das weitere Fastenritual kennt sie schon auswendig: Brottrunk trinken, Leberwickel, Chlorella-Alge. Am Abend steht der leckere Gemüseteller auf dem Speiseplan. Dazu macht sich Lilli einen leckeren Möhren-Dip. Es fällt ihr auf, dass sie heute zu wenig getrunken hat, drei Liter Flüssigkeit sind schließlich Pflicht, Wasser und Tee im Verhältnis 2:1.

Der 2. Fastentag: Die Darmreinigung

Hallo, willkommen im zweiten Fastentag. Nun ist der Körper zu 100 Prozent auf Fasten eingestellt, die Fettverbrennung ist in vollem Gange, die innere Ernährung geht los. Lilli ist etwas gerädert aufgewacht und die bleierne Müdigkeit in ihrem Körper macht ihr zu schaffen. Klar, die Entsäuerung ist in vollem Gange, es tut sich was in ihrem Stoffwechsel. Lilli trinkt eine Tasse grünen Tee, dies regt ihren Kreislauf an. Wie soll sie heute nur das Fitness-Workout durchstehen? Doch sie motiviert sich und bei der zweiten Übung kommt die Freude an der Bewegung zurück und ihr Kreislauf richtig auf Touren. Ihr Morgenritual wird langsam zur Routine.

Spätestens nach dem Früchte-Frühstück reguliert sich der Blutzucker sehr schnell. Falls Sie zu Kreislaufproblemen oder niedrigem Blutdruck neigen, so rühren Sie einfach etwas Honig in eine Tasse Tee, bei starken Kreislaufproblemen nehmen Sie ein paar Kreislauftropfen ein (Korodin, 10 Tropfen auf etwas Honig).

Die Ausscheidung unterstützen

Die Ausscheidung über den Darm soll unterstützt werden, ganz klar. Deshalb gibt es heute exotische Früchte zum Frühstück. Die Enzyme von Papaya, Ananas, Mango und Kiwi sorgen für die ideale Darmreinigung. Außerdem kurbeln sie den Eiweißstoffwechsel an, so wird Fett verbrannt und zwar von Bauch, Hüfte und Po. Auch Äpfel, Beeren, Birnen, Cantaloupe-Melonen, Gurken, Kartoffeln, Mangos, Mangold, Pampelmusen, Sellerie und Zitronen eignen sich zur Darmreinigung. Sie sorgen für den nötigen Energiekick. Lilli trinkt auch noch den Saft Cleaning light.

Körperliche Anstrengung lohnt sich

Lilli macht heute nach dem Frühstück einen Spaziergang, damit sich die Durchblutung verbessert und die Fettverbrennung loslegen kann, 40 bis 60 Minuten. Sie nimmt ausreichend Flüssigkeit mit, doch das Trinken fällt ihr heute sehr schwer. Sie variiert beim Gehen zwischendurch wieder einmal das Tempo, sie geht etwas schneller, damit die Fettzellen geöffnet werden. Als es bergauf geht überlegt sie, ob sie den Anstieg überhaupt schafft. Sie hat noch die Worte von ihrem Hausarzt im Ohr, bergauf wandern ist der beste Fatburner. Lilli mobilisiert alle Kräfte und läuft nach oben.

Schlafen fördert das Wohlbefinden

Mittags sind wieder leckere Früchte angesagt. Heute schnipselt sich Lilli einen köstlichen Obstsalat. Dazu macht sie sich eine leckere Früchtesauce. Am Nachmittag ist die wohltuende Wärme des Leberwickels wichtig. Lilli fühlt sich angenehm müde und macht ein Nickerchen. Am Abend gibt es wieder Gemüsefrüchte und keine Obstfrüchte, um die Gärung vom Fruchtzucker im Darm am Abend zu vermeiden. Lilli entscheidet sich für eine gefüllte Tomate mit Avocado-Kartoffel-Gemüsedip, garniert mit Gurke und Zucchini. Danach nimmt sie noch Chlorella-Alge zur Blutreinigung.

Falls Ihr Kreislauf beim Saftfasten schlapp macht, und Sie eine Unterzuckerung erleiden, geben Sie etwas Honig oder Ahornsirup in die heiße Zitrone. Besser ist natürlich, Sie bewegen sich an der frischen Luft. Sie können auch einen Rosmarintee trinken.

Der 3. Fastentag: Stärkung des Immunsystems

Willkommen im Halbfinale. Ab heute ist Lilli vieles bekannt. Ihr Stoffwechsel fühlt sich stabil an, nur die Beine sind etwas schwer. Wie soll sie sich heute nur bewegen? Sie zweifelt stark an ihrer Kondition, doch nach den Übungen geht es ihr besser. Ihre Muskeln sind voll mit Säure. Das viele Trinken, die Tonerde und die Früchte neutralisieren die Säure aus den Muskeln. Am frühen Nachmittag fühlen sich ihre Muskeln viel entspannter an als am Morgen.

Routine kommt auf

Heute steht wieder ein Einlauf an, der schon viel einfacher abläuft als am ersten Tag. Lilli ist erstaunt, was der Darm alles so hergibt. Sie wundert sich über den kräftigen Belag auf ihrer Zunge und freut sich, dass ihre Haut bereits weicher und schöner geworden ist.

Das Frühstück und die Bewegung

Zur Stärkung des Immunsystems bereitet sich Lilli ein exotisches Früchtecarpaccio zu. Als Tagessaft steht der Früchtepower-Saft auf ihrem Plan. Wie jeden Tag braucht Lilli frische Luft, zumal sie heute nicht ganz so gut drauf ist. Sie macht einen ausgedehnten Spaziergang von 90 Minuten. So werden die Glückshormone, besonders Serotonin, geclockt. Zudem fördert die Bewegung die Freisetzung des Hormons Glucagon, die Fettverbrennung kann losgehen.

Um die Mittagszeit

Mittags genießt Lilli eine Mango mit vielen Beeren. Mango enthält viel Zink und gilt mit den Beeren als idealer Immunkick. Nach der Mittagsmahlzeit gönnt Lilli sich den Leberwickel. Sie genießt die Ruhe und nickt durch die wohltuende Wärme für 15 Minuten ein. Beim Aufwachen ertappt sie sich dabei, dass sie an ihre Lieblingsspaghetti denkt. Sie hatte alte Kochrezepte durchgelesen und redet auch mit ihrer Freundin Petra während der Fastenzeit permanent über das Essen. Es macht ihr aber nichts aus, über das Essen zu sprechen und gleichzeitig zu fasten. Sie wird dadurch inspiriert, ihre Fastenspeisen mit viel Liebe und Kreativität zuzubereiten. Außerdem lenkt sie die entspannende Ganzkörper-Ölmassage ab.

Am Abend basenreiches Gemüse

Der abendliche Gemüseteller besteht aus Gurken, Tomaten, Paprika und Zucchini. Die Paprika hat sie halbiert, ausgehöhlt und mit einem leckeren Avocado-Tomaten-Paprikadip gefüllt. Am Abend fühlt sie sich müde, aber zufrieden.

Die »Lightsätze« der Natur für alle Entschlackungsprofis lauten: Gemüse, Früchte und Salate, garniert mit Bewegung, die Spaß macht.

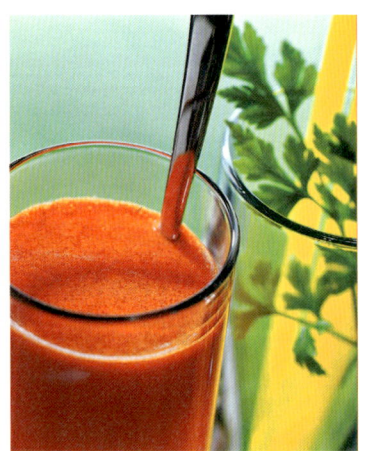

Farbenfroh und voller Vitalstoffe präsentieren sich frisch gepresste Säfte – Genuss inklusive.

Der 4. Fastentag: Fatburner-Enzymtag

Hurra, ich kann Bäume ausreißen. Diese Leichtigkeit im Körper zu spüren ist wunderbar, die bleierne Müdigkeit und der Muskelkater sind verschwunden. Und was Lilli noch mehr motiviert, ist die Gewichtsabnahme. Obwohl sie eigentlich nur am Anfang und am Ende der Fastenwoche auf die Waage steigen sollte, war die Neugierde zu groß. Es sind bereits 3 Kilogramm an Gewicht runter und dies am vierten Fastentag, unglaublich. Was sie fasziniert ist, dass sie überhaupt kein Hungergefühl verspürt. Lilli fasst den Entschluss, in Zukunft mehr auf ihre Ernährung zu achten. Ab heute wird die gesamte Fastenwoche völlig problemlos weiterlaufen. Natürlich brauchen die Leber und die Niere die volle Unterstützung, weil sie auf Hochtouren arbeiten. Deshalb ist das Fastenprogramm unverzichtbar, auch wenn man sich pudelwohl fühlt. Das Fitness-Workout ist für Lilli mittlerweile Routine, sie freut sich, dass sich ihr Körper etwas fester anfühlt.

Enzyme zum Entschlacken

Um die Entschlackung und Fettverbrennung nochmals gezielt anzukurbeln, stehen heute nur die Früchte auf dem Programm, die einen hohen Enzymgehalt haben. Die Enzyme unterstützen den Eiweißstoffwechsel und fördern die Fettverbrennung. Auch abends werden keine Gemüsefrüchte eingesetzt, sondern Enzymfrüchte. Lilli kann den ganzen Tag schlemmen mit Mango, Papaya, Ananas, Kiwi und Melonen. Die Basis des Tages bildet die Melone, die sie als Wasser-, Honig- oder Galia-Melonen immer, wenn sie will, essen kann. Als Saft ist der Fatburner-Cocktail optimal. Lilli ist nach den Melonen gestärkt für ein ordentliches Bewegungsprogramm. Voll motiviert variiert sie heute nochmals die Geschwindigkeit beim Gehen, so kommt sie ins Schnaufen und geht dann wieder in die gemütliche Bewegungseinheit über. Sie walkt 10 Minuten sehr schnell und lässt es 5 Minuten langsamer angehen. Dieses Intervall

Durch den Enzymtag verlieren Sie noch mal ein ganzes Kilogramm auf der Waage, weil Sie neben den Enzymen nur Obst mit hohem Wasseranteil verzehren. Falls Sie zwischendurch Hunger bekommen, erhöhen Sie die Trinkmenge und essen ein kleines Stück Banane.

wiederholt sie viermal. So wird die Fettverbrennung optimal angekurbelt, der Körper wird nahezu gezwungen, sein Fett herzugeben, da bei dieser Anstrengung die Kohlenhydratreserven nicht ausreichen, die Fettverbrennung wird notwendig. Am Abend gönnt sie sich ein warmes Fußbad.

Der 5. Fastentag: Blutreinigung

Fasten und Genießen – so einfach hat sich Lilli die Woche nicht vorgestellt. Ihre Fingernägel sind stabiler geworden und die Haut wird von Tag zu Tag schöner. Jetzt ist ihr klar, warum die meisten Top-Models mehrmals im Jahr für eine Woche nur Obst und Gemüse essen. Aber was sie heute am meisten fasziniert, ist der enorme Energiekick. Lilli ist schon vor dem Wecker wach gewesen und sie hatte als erstes überlegt, ob sie heute wandern soll. Dieser Gedanke war ihr so früh am morgen in den letzten Jahren nie in den Sinn gekommen. Nach kurzem Überlegen verabredet sie sich mit ihrer Freundin Petra zum Radfahren. Wenn Sie nicht gerne Radfahren, dann gehen Sie 90 Minuten spazieren.

Die Reinigung schreitet voran

Den Einlauf führt Lilli mittlerweile ohne Probleme durch. Sie wundert sich, dass sie vereinzelt auch ohne Einlauf wenig Stuhlgang hat, doch das ist beim Früchtefasten normal. Die Früchte sind durch ihren hohen Ballaststoffanteil wie ein Darmbesen und reinigen zusätzlich auf sanfte und natürliche Weise den gesamten Darm. Lilli hatte noch die Sätze von ihrem Arzt im Ohr, sie will ihren Blutdruck auf jeden Fall senken. Die Früchtewoche ist natürlich ideal, um das Blut zu reinigen. Die salzfreie Kost und das viele Trinken spülen die Nieren kräftig durch. Der Druck im Blut geht runter. Um dies noch zusätzlich zu unterstützen, hat sie sich heute eine spezielle Früchtekombination zusammengestellt. Wichtig für den heutigen Tag sind Früchte mit einem hohen Vitamin-C-Gehalt, das zur Kollagen-

 Info

Trinken Sie frisch gepresste Säfte bitte schluckweise, langsam und lassen Sie jeden Schluck eine kurze Zeit im Mund, damit er eingespeichelt werden kann. Setzen Sie sich an einen schönen Ort und genießen Sie jeden Tag langsam ihren Powersaft.

bildung in den Arterien benötigt wird. Kollagen ist ein Gerüst-eiweiß, das die Gefäße sowie Haut und Nägel elastisch hält. Lillis morgendlicher Früchteteller besteht aus Äpfeln, Kiwi, Pampelmuse und Heidelbeeren. Als Saft presst sie sich den Herz-Fitmacher, da er reich an Vitamin C und A, sowie Eisen, Zink, Kalium und Selen ist. Er reinigt das Blut, stärkt das Herz, fördert die Blutreinigung über die Nieren und verbrennt zudem noch Fett. Mittags hat sie nicht viel Hunger. Sie isst nur Melonen mit Beeren und etwas Banane und genießt ein leckeres Aprikosensorbet. Nach einem ausgiebigen Saunabesuch freut sie sich abends auf einen leckeren Gemüseteller mit Rote-Bete-Meerrettichdip. Sattessen und trotzdem Früchte-fasten, dies findet sie einfach wunderbar.

Der 6. Fastentag: Schönheit für Haut, Haare und Nägel

Willkommen im Finale, Lilli hat es fast geschafft. Den letzten Fas-tentag genießt Lilli in vollen Zügen. Sie hat heute Nacht von einer Currywurst geträumt. Doch sie muss selber über ihr »schlechtes Gewissen« lachen. Lieber genießt sie alle ihre Lieblingsfrüchte in vollen Zügen. Neben ihren Fitnessübungen geht Lilli 30 Minuten im Wald joggen und erfreut sich an ihrer Beweglichkeit.

Belohnen Sie sich doch am Ende der Woche mit einem leckeren Bananeneis, ohne Sahne und ohne Zucker hergestellt, ein toller Abschluss der Woche. Das Rezept finden Sie auf Seite 83.

Vitalstoffe für die Schönheit von innen

Lilli bevorzugt für ihren heutigen Saft jene Früchte und Gemüse, die wichtige Nährstoffe für Haut, Haare und Nägel liefern. Deshalb presst sie sich einen Saft, der auch Wurzelgemüse wie Pastinaken enthält, um Silizium, Schwefel, Phosphor und Kalium zuzuführen, den Finestar. Mittags genießt sie als besondere Belohnung ein Sor-bet aus Mango und Orange, was ihr erfrischend die Kehle hinab rinnt. Der abendliche Gemüseteller besteht aus Paprika, Tomaten und Zucchini, serviert mit leckerem Brokkolipesto.

Weiterfasten, wenn man will

Lilli möchte noch gar nicht abfasten, da sie sich richtig gut fühlt und mittlerweile der Alltag so eingespielt ist. So beschließt sie, einfach weiterzufasten. Die Waage zeigt 5 Kilogramm Gewichtsverlust an, Lilli ist begeistert, doch noch nicht so ganz zufrieden. Das Wichtigste ist ihr aber ihre Fitness. Sie spürt, dass sich ihr Säure-Basen-Haushalt verändert hat. Die Müdigkeit ist nicht mehr da, ihre Fingernägel sind kräftiger und ihre Haut elastisch, mit tollem Teint, so hat sie sich das vorgestellt. Die zwischenzeitliche kleine Krise Mitte der Woche ist komplett vergessen, irgendwie hat sie das Ganze auch mental stärker gemacht. Lilli fastet volle zehn Früchtetage mit Aufbau- und Entlastungstagen, also insgesamt 14 Tage, und nimmt in dieser Zeit 8 Kilogramm an Gewicht ab.

Es ist problemlos möglich, bis zu vier Wochen zu fasten. Wichtig ist jedoch, dass Sie das Fastenprogramm ordnungsgemäß durchführen und die wichtigen Tipps beherzigen. Als Einstieg und zum Kennenlernen ist jedoch eine Fastenwoche von 6 Fastentagen mit zwei Entlastungs- und zwei Aufbautagen ideal.

Die Aufbautage danach

Nach den strengen Fastentagen folgen zwei Aufbautage, um den Darm langsam wieder an feste, eiweißhaltige Speisen zu gewöhnen. Diese sind Pflicht, denn sie zählen noch zur Fastenzeit.

Der 1. Aufbautag

Lilli trinkt weiterhin mindestens 3 Liter Wasser oder Tee am Tag, verzichtet auf Kaffee und Alkohol und meidet fette Speisen, tierische Fette und tierisches Eiweiß.

Fastenbrechen beim Früchtefasten

Morgens gibt es ein Flockenmüsli mit Früchten, Haferflocken und Mandelmilch, damit die Verdauung wieder auf Touren kommt. Mittags und abends einen mediterranen Gemüseteller. Zwischendurch Früchte und Gemüse, nach Lust und Laune.

Fastenbrechen beim Saft- und Suppenfasten

Der Übergang von den flüssigen Suppen und Säften auf feste Speisen muss beim Saftfasten und beim Suppenfaster etwas behutsamer durchgeführt werden als beim Früchtefasten. Beginnen Sie mittags den Aufbau mit einem reifen Apfel und zelebrieren Sie das langsame Kauen wie eine andächtige Handlung, genießen Sie jeden kleinen Bissen ganz bewusst. Es ist eine ganze Mahlzeit. Abends essen Sie drei bis vier kleine Sesam- oder Pellkartoffeln mit gedünstetem Gemüse, dazu ein Curry-Ananasdip. Um die Verdauungssäfte nach dem Fasten wieder zu locken und nicht zu verdünnen, trinken Sie bitte nicht während der Mahlzeiten. Im Aufbau gilt die Regel »wenn ich esse, dann esse ich, wenn ich trinke, dann trinke ich«, führen Sie also bitte nicht beides während einer Mahlzeit durch.

Der 2. Aufbautag

Der zweite Aufbautag wird bei allen drei Fastenarten gleich gestaltet. Früchte, Gemüse und Salate plus Bewegung stehen auf der Liste. Ergänzt wird dies durch Getreide, als leckeres Brot, Nudeln oder Reis, denn die Ballaststoffe kurbeln die Verdauung wieder an. Morgens essen Sie etwa Dinkelbrot mit Honig, mittags drei bis vier kleine Pellkartoffeln mit gedünstetem Gemüse, dazu einen gemischten Salat. Nachmittags essen Sie einen Apfel oder eine Birne und abends bereiten Sie sich einen Rohkostteller oder gedünstetes Gemüse zu. Als wärmende und sättigende Beilage eignen sich immer sehr gut Pellkartoffeln, beispielsweise mit etwas Butter oder einem Avocadodip. Wenn Sie Alkohol trinken möchten, seien Sie bitte vorsichtig, denn nach dem Fasten steigt der Alkohol schnell in den Kopf, warten Sie noch ein paar Tage und beginnen Sie dann etwa mit einer Weinschorle. Führen Sie in den Aufbautagen weiterhin das Fastenritual durch, gehen Sie langsam aus dem Fastenstoffwechsel raus. Ab morgen können Sie Ihr Essen wieder richtig genießen. Herzlichen Glückwunsch, Sie haben es geschafft!

Richtig und gut kauen ist im Aufbau enorm wichtig, damit der Körper seine Verdauungssäfte wieder bildet. Der Apfel zum Fastenbrechen beim Saft- und Suppenfasten wirkt wie ein Darmbesen; er ist in der Lage, mit seinen Ballaststoffen den Darm zu trainieren und Ablagerungen mit auszuscheiden.

Die Saftfastenwoche auf einen Blick

	1. Entlastungstag	2. Entlastungstag	1. Fastentag	2. Fastentag
Motto des Tages			Entgiftung	Darmreinigung
Nach dem Aufstehen	Wasser trinken Trockenbürsten Wechseldusche	Wasser trinken Trockenbürsten Wechseldusche	Zunge reinigen Wasser trinken Öl-Zieh-Kur Trockenbürsten Einlauf Wechseldusche	Zunge reinigen Wasser trinken Öl-Zieh-Kur Trockenbürsten Wechseldusche
Vor oder nach dem Frühstück			Fitness-Workout	Fitness-Workout
Frühstück	Tonerde einnehmen Müsli, Vollwert- brot oder Früchteteller	Tonerde einnehmen Müsli, Vollwert- brot oder Früchteteller	Tonerde einnehmen Heiße Zitrone Kräutertee Basentee	Tonerde einnehmen Heiße Zitrone evtl. mit Honig, Wasser Basentee
Vormittags **Bewegung, die Spaß macht**	Ausgedehnter Spaziergang (1 bis 2 Stunden)	Ausgedehnter Spaziergang (1 bis 2 Stunden)	Intervall-Jogging (3 mal 10 Minu- ten joggen und 5 Minuten gehen)	Spaziergang (40 bis 60 Minuten mit zügigem Gehen) Zitronenschnitze lutschen in den Pausen
Mittags **Während der Fastentage:** **250 ml frisch gepresster Saft**	Kartoffeln mit Avocadodip und gemischtem Salat	Kartoffeln mit Avocadodip und gemischtem Salat	Cleaning red	Cleaning light
Nachmittags	Brottrunk trinken Leberwickel Mittagsruhe	Brottrunk trinken Leberwickel Mittagsruhe	Brottrunk trinken Leberwickel Mittagsruhe	Brottrunk trinken Leberwickel Mittagsruhe
Zwischenmahlzeit **bis zu 250 ml frisch gepresster Saft**	Obst, Vollwertbrot	Obst, Vollwertbrot	Gute-Laune-Saft	Leberreinigungssaft
Den ganzen Tag über **Getränke zum Entschlacken**	Wasser ohne Kohlensäure Kräutertee	Wasser ohne Kohlensäure Kräutertee	Wasser ohne Kohlensäure Nierentee	Wasser Hagebuttentee Rosmarintee Grüner Tee
Abends	Mediterraner Gemüseteller, Vollwertbrot, Salat, Curry-Ananasdip; 3 Chlorella- Presslinge	Gedünstetes Gemüse, Salat 3 Chlorella- Presslinge Basentee	Spargelbrühe 3 Chlorella- Presslinge	Selleriebrühe 3 Chlorella- Presslinge
Besonderheit	Kein Kaffee, kein Alkohol; 3 Liter Wasser oder Tee Speisen sparsam salzen	Die Menge an Nah- rung reduzieren viel trinken basisches Bad	Haben Sie 3 Liter getrunken? Dies ist jeden Tag notwendig!	Kreislauf stabil halten sonst Honig, bewe- gen, Rosmarintee

3. Fastentag	4. Fastentag	5. Fastentag	6. Fastentag	1. Aufbautag	2. Aufbautag
Stärkung des Immunsystems	Fatburner-Enzymtag	Blutreinigung	Schönheit für Haut, Haare und Nägel		
Zunge reinigen Wasser trinken Öl-Zieh-Kur Trockenbürsten Einlauf Wechseldusche	Zunge reinigen Wasser trinken Öl-Zieh-Kur Trockenbürsten Wechseldusche	Zunge reinigen Wasser trinken Öl-Zieh-Kur Trockenbürsten Wechseldusche	Zunge reinigen Wasser trinken Öl-Zieh-Kur Trockenbürsten Wechseldusche	Zunge reinigen Wasser trinken Öl-Zieh-Kur Trockenbürsten Wechseldusche	Zunge reinigen Wasser trinken Öl-Zieh-Kur Trockenbürsten Wechseldusche
Fitness-Workout	Fitness-Workout	Fitness-Workout	Fitness-Workout		
Tonerde einnehmen Heiße Zitrone Kräutertee Wasser	Tonerde einnehmen Heiße Zitrone Basentee Wasser	Tonerde einnehmen Heiße Zitrone Basischer Kräutertee, Wasser	Tonerde einnehmen Heiße Zitrone Basentee Wasser	Wasser Kräutertee	Dinkelbrot mit Honig oder ungezuckertem Fruchtaufstrich
Ausgedehnter Spaziergang (90 Minuten) Zitronenschnitze lutschen in den Pausen	Intervall-Walking (4 mal 10 Minuten schnell, 5 Minuten langsam walken)	Radfahren (90 Minuten), alternativ ausgedehnter Spaziergang mit zügigem Gehen	Jogging (30 Minuten)		
Früchtepower	Fatburner-Cocktail	Herz-Fitmacher	Finestar	1 reifer Apfel	Pellkartoffeln mit gedünstetem Gemüse und gemischtem Salat
Brottrunk trinken Leberwickel Mittagsruhe, Ganzkörper-Ölmassage	Brottrunk trinken Leberwickel Mittagsruhe Wellness-Massage	Brottrunk trinken Leberwickel Mittagsruhe Sauna	Brottrunk trinken Leberwickel Mittagsruhe		
Traubensaft	Fett-weg-Drink	Fitmacher	Lymphreinigungssaft		Apfel oder Birne
Wasser ohne Kohlensäure Basentee	Wasser ohne Kohlensäure Basentee	Wasser ohne Kohlensäure Rotbuschtee	Wasser ohne Kohlensäure Basentee	Wasser ohne Kohlensäure Basentee	Wasser ohne Kohlensäure Basentee
Tomatenbrühe 3 Chlorella-Presslinge	Fenchelbrühe 3 Chlorella-Presslinge	Paprikabrühe 3 Chlorella-Presslinge	Basische Gemüsebrühe 3 Chlorella-Presslinge	Sesam- oder Pellkartoffeln mit Gemüse und Curry-Ananasdip	Rohkostteller, gedünstetes Gemüse oder Pellkartoffeln mit Avocadodip
Ganzkörper-Ölmassage zum Relaxen und gegen schwere Beine	Warmes Fußbad am Abend zur Entsäuerung und Entspannung	Sauna zum Relaxen, 4 Liter am Saunatag trinken	Wie fühle ich mich? Soll ich weiter fasten?	Verzichten auf: fette Speisen, tierische Fette, tierisches Eiweiß, Alkohol, Kaffee	

Die Früchtefastenwoche auf einen Blick

	1. Entlastungstag	2. Entlastungstag	1. Fastentag	2. Fastentag
Motto des Tages			Entgiftung	Darmreinigung
Nach dem Aufstehen	Wasser trinken Trockenbürsten Wechseldusche	Wasser trinken Trockenbürsten Wechseldusche	Zunge reinigen Wasser trinken Öl-Zieh-Kur Trockenbürsten Einlauf Wechseldusche	Zunge reinigen Wasser trinken Öl-Zieh-Kur Trockenbürsten Wechseldusche
Vor oder nach dem Frühstück			Fitness-Workout	Fitness-Workout
Frühstück	Tonerde einnehmen Müsli, Vollwert- brot oder Früchteteller	Tonerde einnehmen Müsli, Vollwert- brot oder Früchteteller	Tonerde einnehmen Kräutertee, Früchte- teller (Wasser- und Honigmelone, Erd-, und Himbeeren, Banane, Trauben)	Tonerde einnehmen Exotischer Enzym- Früchteteller
Vormittags **Bewegung, die Spaß macht**	Ausgedehnter Spaziergang (1 bis 2 Stunden)	Ausgedehnter Spaziergang (1 bis 2 Stunden)	Intervall-Jogging (3 mal 10 Minuten joggen und 5 Minu- ten gehen)	Spaziergang (40 bis 60 Minu- ten mit zügigem Gehen)
Mittags	Kartoffeln mit Avocadodip und gemischtem Salat	Kartoffeln mit Avocadodip und gemischtem Salat	Obstteller (Apriko- se, Nektarine, Erd- und Himbeeren, Banane, Zitronen- saft, Ingwer)	Obstsalat mit Früchte- sauce
Nachmittags	Brottrunk trinken Leberwickel Mittagsruhe	Brottrunk trinken Leberwickel Mittagsruhe	Brottrunk trinken Leberwickel Mittagsruhe	Brottrunk trinken Leberwickel Mittagsruhe
Zwischenmahlzeit	Obst, Vollwertbrot	Obst, Vollwertbrot	Cleaning red	Cleaning light
Den ganzen Tag über **Getränke zum Entschlacken**	Wasser ohne Kohlensäure Kräutertee	Wasser ohne Kohlensäure Kräutertee	Wasser ohne Kohlensäure Nierentee	Wasser, Hagebut- tentee, Rosmarintee Grüner Tee
Abends	Mediterraner Gemüseteller, Vollwertbrot, Salat, Curry-Ananasdip 3 Chlorella- Presslinge	Gedünstetes Gemüse, Salat 3 Chlorella- Presslinge Basentee	Gemüseteller mit Möhren- Knoblauchdip 3 Chlorella- Presslinge	Gemüsefrüchte mit Avocado-Kartoffel- Gemüsedip 3 Chlorella- Presslinge
Besonderheit	Kein Kaffee, kein Alkohol; 3 Liter Wasser oder Tee Speisen sparsam salzen	Die Menge an Nah- rung reduzieren viel trinken basisches Bad	Haben Sie 3 Liter getrunken? Dies ist jeden Tag notwendig!	Kreislauf stabil halten sonst Honig, bewe- gen, Rosmarintee

3. Fastentag	4. Fastentag	5. Fastentag	6. Fastentag	1. Aufbautag	2. Aufbautag
Stärkung des Immunsystems	Fatburner-Enzymtag	Blutreinigung	Schönheit für Haut, Haare und Nägel		
Zunge reinigen Wasser trinken Öl-Zieh-Kur Trockenbürsten Einlauf Wechseldusche	Zunge reinigen Wasser trinken Öl-Zieh-Kur Trockenbürsten Wechseldusche	Zunge reinigen Wasser trinken Öl-Zieh-Kur Trockenbürsten Einlauf Wechseldusche	Zunge reinigen Wasser trinken Öl-Zieh-Kur Trockenbürsten Wechseldusche	Zunge reinigen Wasser trinken Öl-Zieh-Kur Trockenbürsten Wechseldusche	Zunge reinigen Wasser trinken Öl-Zieh-Kur Trockenbürsten Wechseldusche
Fitness-Workout	Fitness-Workout	Fitness-Workout	Fitness-Workout	Fitness-Workout	Fitness-Workout
Tonerde einnehmen Exotisches Früchte-carpaccio	Tonerde einnehmen Enzymfüchte z.B. Mango, Papaya, Ananas, Kiwi, Melonen (Wasser-, Honig- und Galia-)	Tonerde einnehmen Früchteteller (Äpfel, Kiwi, Pampelmuse, Heidelbeeren)	Tonerde einnehmen Früchteteller: Alles was mir schmeckt	Flockenmüsli mit Haferflocken und Mandelmilch	Dinkelbrot mit Honig oder ungezuckertem Fruchtaufstrich
Ausgedehnter Spaziergang (90 Minuten an der frischen Luft)	Intervall-Walking (4 mal 10 Minuten schnell, 5 Minuten langsam walken) als Fatburner	Radfahren (90 Minuten) alternativ ausgedehnter Spaziergang mit zügigem Gehen	Jogging (30 Minuten Waldlauf)		
Mango mit Beerenallerlei	Enzymfrüchte, besonders Melonen (neben Mango, Papaya, Ananas und Kiwi)	Melonenteller mit Banane und Beeren, Aprikosensorbet	Mango-Orangensorbet	Mediterraner Gemüseteller	Pellkartoffeln mit gedünstetem Gemüse und gemischtem Salat
Brottrunk trinken Leberwickel Mittagsruhe, Ganz-körper-Ölmassage	Brottrunk trinken Leberwickel Mittagsruhe Wellness-Massage	Brottrunk trinken Leberwickel Mittagsruhe Sauna	Brottrunk trinken Leberwickel Mittagsruhe		
Früchtepower	Fatburner-Cocktail	Herz-Fitmacher	Finestar		Apfel oder Birne
Wasser ohne Kohlensäure Goldrutentee	Wasser ohne Kohlensäure Basentee	Wasser ohne Kohlensäure Rotbuschtee	Wasser ohne Kohlensäure Kräutertee	Wasser ohne Kohlensäure Kräutertee	Wasser ohne Kohlensäure Kräutertee
Gefüllte Paprika-schote mit Avoca-do-Tomaten-Papri-kadip 3 Chlorella-Presslinge	Enzymfrüchte nach Belieben 3 Chlorella-Presslinge	Gemüsefrüchte mit Rote-Bete-Meerrettichdip 3 Chlorella-Presslinge	Gemüsefrüchte mit Brokkolipesto 3 Chlorella-Presslinge	Mediterraner Gemüseteller	Rohkostteller, gedünstetes Gemüse oder Pellkartoffeln mit Avocadodip
Ganzkörper-Ölmas-sage zum Relaxen und gegen schwere Beine	Warmes Fußbad am Abend zur Entsäuerung und Entspannung	Sauna zum Relaxen, 4 Liter am Saunatag trinken	Wie fühle ich mich? Soll ich weiter fasten?	Verzichten auf: fette Speisen, tierische Fette, tierisches Eiweiß, Alkohol, Kaffee	

Die Suppenfastenwoche auf einen Blick

	1. Entlastungstag	2. Entlastungstag	1. Fastentag	2. Fastentag
Motto des Tages			Entgiftung	Darmreinigung
Nach dem Aufstehen	Wasser trinken Trockenbürsten Wechseldusche	Wasser trinken Trockenbürsten Wechseldusche	Zunge reinigen Wasser trinken Öl-Zieh-Kur Trockenbürsten Einlauf Wechseldusche	Zunge reinigen Wasser trinken Öl-Zieh-Kur Trockenbürsten Wechseldusche
Vor oder nach dem Frühstück			Fitness-Workout	Fitness-Workout
Frühstück	Tonerde einnehmen Müsli, Vollwert- brot oder Früchteteller	Tonerde einnehmen Müsli, Vollwert- brot oder Früchteteller	Tonerde einnehmen Hafercremesuppe	Tonerde einnehme Sommerliche Fruchtsuppe
Vormittags Bewegung, die Spaß macht	Ausgedehnter Spaziergang (1 bis 2 Stunden)	Ausgedehnter Spaziergang (1 bis 2 Stunden)	Intervall-Jogging (3 mal 10 Minuten joggen und 5 Minu- ten gehen)	Spaziergang (40 bis 60 Minu- ten mit zügigem Gehen)
Mittags	Kartoffeln mit Avocadodip und gemischtem Salat	Kartoffeln mit Avocadodip und gemischtem Salat	Chinakohl-Kräuter- süppchen	Ananas-Kicher- erbsensuppe
Nachmittags	Brottrunk trinken Leberwickel Mittagsruhe	Brottrunk trinken Leberwickel Mittagsruhe	Brottrunk trinken Leberwickel Mittagsruhe	Brottrunk trinken Leberwickel Mittagsruhe
Zwischenmahlzeit	Früchte, Vollwert- brot	Früchte, Vollwert- brot	Cleaning red	Cleaning light
Den ganzen Tag über Getränke zum Entschlacken	Wasser ohne Kohlensäure Kräutertee	Wasser ohne Kohlensäure Kräutertee	Wasser ohne Kohlensäure Nierentee	Wasser Hagebuttentee Rosmarintee Grüner Tee
Abends	Mediterraner Gemüseteller, Vollwertbrot, Salat, Curry-Ananasdip 3 Chlorella- Presslinge	Gedünstetes Gemüse, Salat 3 Chlorella- Presslinge Basentee	Pastinaken- Kürbissuppe 3 Chlorella- Presslinge	Kartoffelsuppe mit Mangold 3 Chlorella- Presslinge
Besonderheit	Kein Kaffee, kein Alkohol; 3 Liter Wasser oder Tee Speisen sparsam salzen	Die Menge an Nah- rung reduzieren viel trinken basisches Bad	Haben Sie 3 Liter getrunken? Dies ist jeden Tag notwendig!	Fitness-Workout absolviert?

3. Fastentag	4. Fastentag	5. Fastentag	6. Fastentag	1. Aufbautag	2. Aufbautag
Stärkung des Immunsystems	Fatburner-Enzymtag	Blutreinigung	Schönheit für Haut, Haare und Nägel		
Zunge reinigen Wasser trinken Öl-Zieh-Kur Trockenbürsten Einlauf Wechseldusche	Zunge reinigen Wasser trinken Öl-Zieh-Kur Trockenbürsten Wechseldusche	Zunge reinigen Wasser trinken Öl-Zieh-Kur Trockenbürsten Wechseldusche	Zunge reinigen Wasser trinken Öl-Zieh-Kur Trockenbürsten Wechseldusche	Zunge reinigen Wasser trinken Öl-Zieh-Kur Trockenbürsten Wechseldusche	Zunge reinigen Wasser trinken Öl-Zieh-Kur Trockenbürsten Wechseldusche
Fitness-Workout	Fitness-Workout	Fitness-Workout	Fitness-Workout	Fitness-Workout	Fitness-Workout
Tonerde einnehmen Hafercremesuppe	Tonerde einnehmen Sommerliche Fruchtsuppe	Tonerde einnehmen Hafercremesuppe	Tonerde einnehmen Sommerliche Fruchtsuppe	Hafercremesuppe	Dinkelbrot mit Honig oder ungezuckertem Fruchtaufstrich
Ausgedehnter Spaziergang (90 Minuten an der frischen Luft)	Intervall-Walking (4 mal 10 Minuten schnell, 5 Minuten langsam walken) als Fatburner	Radfahren (90 Minuten), alternativ ausgedehnter Spaziergang mit zügigem Gehen	Jogging, (30 Minuten)		
Bohnensuppe mit Apfel	Süßkartoffelsuppe mit Petersilienwurzel	Linsen-Kokos-Paprikasuppe	Frühlings-Kressesuppe	1 reifer Apfel	Pellkartoffeln mit gedünstetem Gemüse und gemischtem Salat
Brottrunk trinken Leberwickel Mittagsruhe, Ganzkörper-Ölmassage	Brottrunk trinken Leberwickel Mittagsruhe Wellness-Massage	Brottrunk trinken Leberwickel Mittagsruhe Sauna	Brottrunk trinken Leberwickel Mittagsruhe		
Früchtepower	Fatburner-Cocktail	Herz-Fitmacher	Finestar		Apfel oder Birne
Wasser ohne Kohlensäure Basentee	Wasser ohne Kohlensäure Basentee	Wasser ohne Kohlensäure Rotbuschtee	Wasser ohne Kohlensäure Basentee	Wasser ohne Kohlensäure Basentee	Wasser ohne Kohlensäure Basentee
Gurkensuppe mit Sprossen 3 Chlorella-Presslinge	Maisschaumsüppchen 3 Chlorella-Presslinge	Auberginen-Tomatencremesuppe 3 Chlorella-Presslinge	Möhren-Ingwersuppe 3 Chlorella-Presslinge	Sesam- oder Pellkartoffeln mit Gemüse und Curry-Ananasdip	Rohkostteller, gedünstetes Gemüse oder Pellkartoffeln mit Avocadodip
Ganzkörper-Ölmassage zum Relaxen und gegen schwere Beine	Warmes Fußbad am Abend zur Entsäuerung und Entspannung	Sauna zum Relaxen, 4 Liter am Saunatag trinken	Wie fühle ich mich? Soll ich weiter fasten?	Verzichten auf: fette Speisen, tierische Fette, tierisches Eiweiß, Alkohol, Kaffee	

Erholsam fasten mit den richtigen Rezepten

Fasten ist wie eine Art Energiequelle, mit der die körpereigenen Akkus aufgeladen werden – typgerecht und wohlschmeckend. Ob Saftfasten, Früchtefasten oder Suppenfasten, mit der passenden Küchenausstattung, einer kleinen Vorratskammer und einem guten Obst- und Gemüseladen in der Nähe, gelingt die Arbeit in der Küche auch Ungeübten.

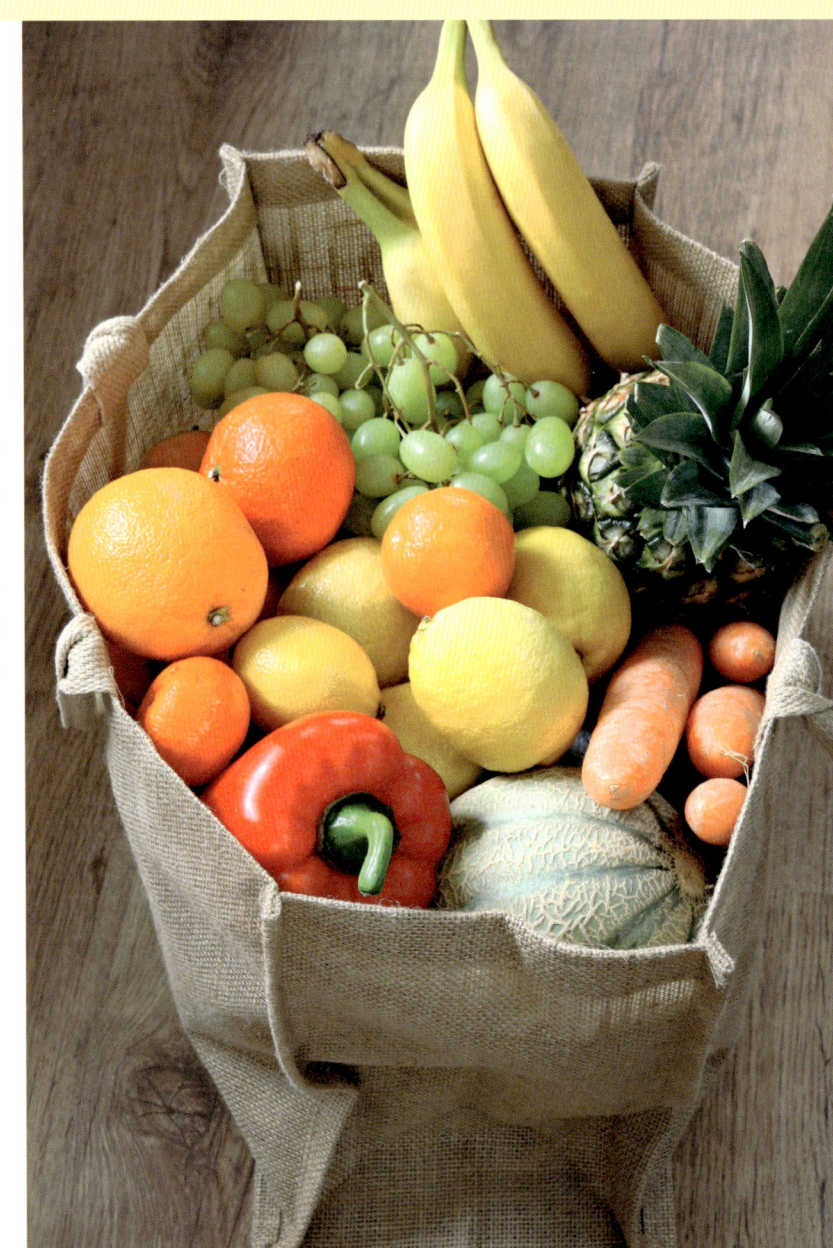

Saftpressen im Vergleich

Das A und O beim individuellen Fasten ist ein schonend gepresster, ganz frischer Saft aus einer Saftpresse. Im Handel gibt es verschiedene Modelle, von denen die Champion-Saftpresse ein Klassiker ist. Der berühmte Safttherapeut Norman W. Walker schwor auf sie. Sie entsaftet mit ihren 1.400 Umdrehungen pro Minute schonender als viele moderne Zentrifugen-Entsafter. Sie ist robust und eignet sich für den Dauereinsatz z. B. in Saftbars. Ihr rotierendes Schneidwerk zerreibt das Pressgut zu einem Brei und presst den Saft durch ein Sieb. Bei Chlorophyll-Säften aus langfaserigem Blattgemüse und Gräsern tut sich die Champion-Saftpresse jedoch etwas schwerer, während sie weiches Pressgut, beispielsweise Orangen, mit Bravour meistert.

Presswalzen-Entsafter

Walker lernte leider die neueren Geräte nicht mehr kennen. Sonst hätte er wahrscheinlich die sogenannten Presswalzen-Entsafter empfohlen. Diese Geräte entsaften mit besonders hoher Saftausbeute noch schonender. Sie pressen und quetschen das Obst und Gemüse bei sehr niedrigen Umdrehungszahlen. Der dabei entstehende Saft wird durch ein feines Sieb von den Feststoffen (sog. Trester) getrennt. Bei den äußerst geringen Umdrehungszahlen erwärmt sich das Pressgut praktisch nicht. Und es tritt auch keine nennenswerte Schädigung durch Sauerstoff (= Oxidation) ein. Alle wertvollen Nährstoffe – außer den zurückgehaltenen, schwer verdaulichen Faserstoffen – gelangen in den Saft. Die vielfältige und besonders schonende Gesundheits-Saftpresse Green Star verhindert nahezu den Kontakt zu Sauerstoff. Die Stiftung Warentest (7/2003) erkor sie bei ihrem Vergleichstest von 12 Entsaftern zum Testsieger aufgrund der größten Saftausbeute, der Haltbarkeit und des sehr guten Saftes: kräftig, frisch und fruchtig. Zudem war sie das leiseste Gerät. Sie eignet sich vorzüglich zur Herstellung der Fastensäfte.

Eine Alternative für den kleineren Geldbeutel ist die Solo Star II-Saftpresse. Sie arbeitet mit einer Presswalzen-Technik, einer sehr niedrigen Umdrehungszahl von nur 80 U/min und sorgt für gute Saftausbeute.

Rezepte für das Saftfasten

Um den Stoffwechsel wieder ins Lot zu bringen, benötigt der Körper ausreichend Flüssigkeit und viele Vitamine, Mineralstoffe und Spurenelemente. Das Saftfasten ist eine reine Trinkkur, bei der man dem Körper nur flüssige Nahrung zuführt, entweder warm oder kalt. Die frischen Säfte werden bewusst nicht erhitzt, um Enzyme naturgetreu zu erhalten. Allerdings sollen sie auch nicht eiskalt getrunken werden, weshalb es immer angebracht ist, Säfte erst unmittelbar vor dem Verzehr aus zimmerwarmen Obst- und Gemüsearten herzustellen. Die basischen Gemüsebrühen werden ebenso frisch zubereitet und wirken angenehm wärmend.

Eine heiße Zitrone zum Frühstück ist schnell zubereitet: Eine halbe Zitrone auspressen und den Saft mit heißem Wasser verdünnen (ohne Honig).

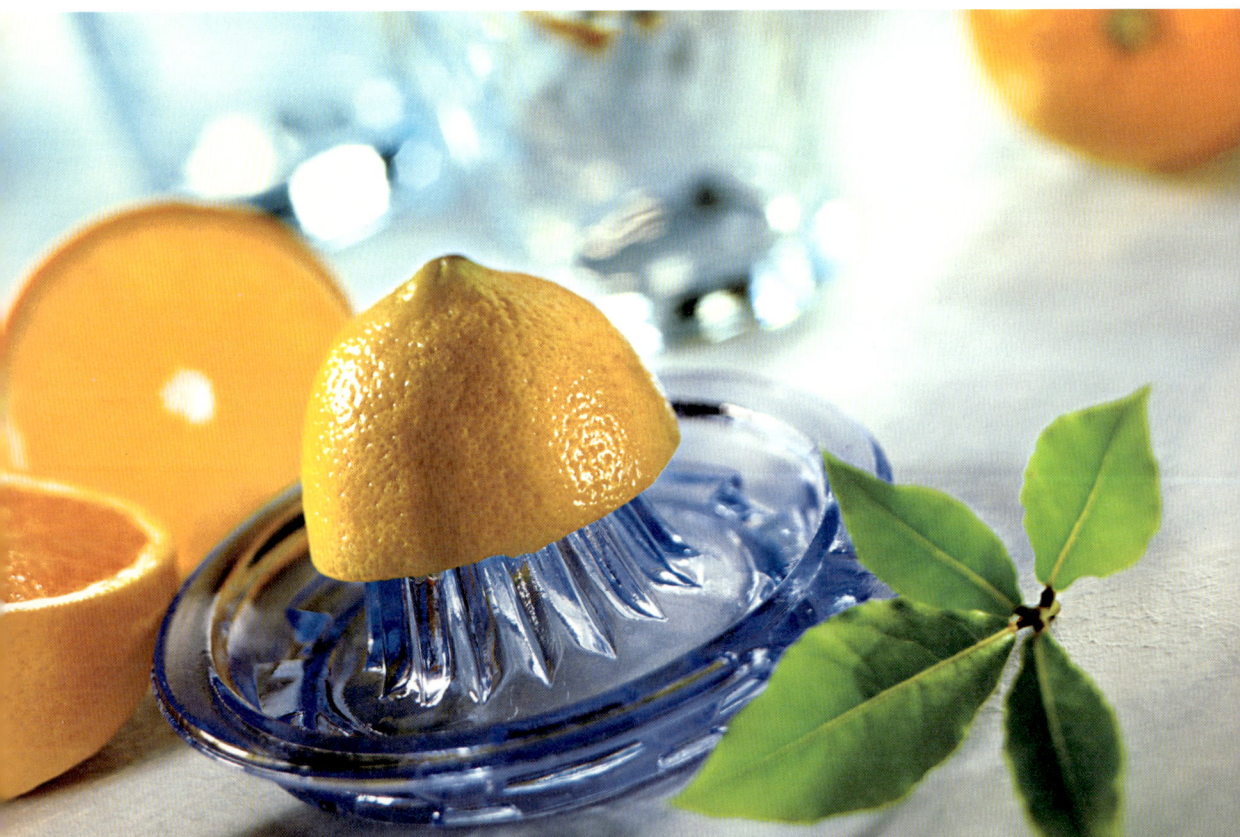

Cleaning light

1 Birnen und Äpfel waschen, vierteln und die Kerngehäuse entfernen. Den Kohlkopf putzen und grob stückeln. Den Sellerie putzen und etwas klein schneiden. Die Brunnenkresse waschen und abtropfen lassen.

2 Alle Zutaten in einen Entsafter geben und zu Saft pressen. In ein großes Glas füllen und genießen.

Zubereitungszeit: 15 Minuten

Info Kohl, Apfel und Birne befreien den Darm von Schlackenstoffen. Alle drei gelten als reine Darmbesen und sorgen bei regelmäßigem Verzehr für einen flachen Bauch. Sellerie reinigt die Lymphflüssigkeit und bewirkt, dass die unschöne Orangenhaut (Zellulitis) an den Oberschenkeln verschwindet.

Für 2 Portionen
2 Birnen
3 Äpfel
1/8 kleiner Kopf Weißkohl
3 kleine Stangen Staudensellerie
1 Handvoll Brunnenkresse
(20 Gramm)

Cleaning red

1 Die Wassermelone schälen und die Kerne aus dem Fruchtfleisch entfernen. Die Erdbeeren waschen und putzen. Wassermelone und Erdbeeren in einen Entsafter geben und auf höchster Stufe zu Saft pressen.

2 Die Banane schälen, mit einer Gabel zerdrücken und mit einem Mixstab unter den Obstsaft quirlen.

Zubereitungszeit: 10 Minuten

Tipp Frisch gepresste Säfte sind vormittags nach dem Bewegungsprogramm der ideale Fitmacher. Falls man zusätzlich Appetit bekommt, kann man auch nachmittags noch einen feinen Saft genießen. Auf das Salzen wird beim Fasten oft bewusst verzichtet, um verstärkt Gewebewasser aus dem Körper auszuschwemmen. Die Haut wird straffer, der Bauch etwas flacher.

Für 1 Portion
200 g Wassermelone
200 g Erdbeeren
1 Banane

Für 1 Portion
2 Möhren
1 Orange
1 Banane
1 getrocknete Aprikose

Fitmacher

1 Möhren waschen und putzen. Orange waschen und schälen. Beides in einem Entsafter zu Saft pressen.

2 Banane schälen. Aprikose etwas klein schneiden. Beides mit dem Saft in einem Mixer auf höchster Stufe kurz aufmixen.

Zubereitungszeit: 10 Minuten

Fatburner-Cocktail

Für 3 Portionen
1 Apfel
1 Cantaloupe-Melone
1 Pampelmuse
1 Handvoll Himbeeren
1/2 Salatgurke
1–2 Limetten

1 Den Apfel waschen, vierteln und entkernen. Die Melone und die Pampelmuse schälen. Die Himbeeren verlesen. Die Gurke nur waschen. Diese Zutaten inklusive Melonenkerne, Apfel- und Gurkenschalen in einem Entsafter zu Saft pressen.

2 Die Limetten zu Saft auspressen und untermischen.

Zubereitungszeit: 10 Minuten

Früchtepower

Für 2 Portionen
1 Mango
1 rote Paprikaschote
2 Tomaten
1/4 Wassermelone (etwa 900 g)
10 Erdbeeren
1 Banane
1 Limette

1 Die Mango waschen, schälen und das Fruchtfleisch vom Kern schneiden. Die Paprikaschote waschen, Stielansatz, Samen und Trennwände entfernen und das Fruchtfleisch grob stückeln. Die Tomaten waschen und halbieren.

2 Die Wassermelone schälen, die Kerne entfernen und das Fruchtfleisch grob stückeln. Die Erdbeeren putzen. Die Banane schälen. Die Limette waschen und schälen.

3 Alle Zutaten in einen Entsafter geben und zusammen zu Saft pressen. Den Saft in ein großes Longdrinkglas füllen, kurz verquirlen und genießen.

Zubereitungszeit: 15 Minuten

Herz-Fitmacher

1 Möhren waschen und putzen. Das Fruchtfleisch der Paprikaschote grob stückeln. Pampelmuse und Kiwi schälen. Die Zwiebel abziehen. Den Sellerie und die Gurke putzen und etwas klein schneiden. Die Tomaten waschen und halbieren.

2 Alle Zutaten in einer Saftpresse zu Saft pressen.

Zubereitungszeit: 15 Minuten

Tipp Dieser Saft ist reich an Vitamin C und A. Zudem enthält er Eisen, Zink, Kalium und Selen. Er reinigt das Blut, stärkt das Herz, fördert die Blutreinigung über die Nieren und verbrennt zudem auch noch Fett.

Für 2 Portionen
2 Möhren
1/4 grüne Paprikaschote
1/2 Pampelmuse
1 Kiwi
1 Zwiebel
3 Stangen Staudensellerie
1/2 Salatgurke
2 Tomaten

Finestar

1 Das Gemüse waschen, putzen und etwas klein schneiden. Den Apfel waschen und vierteln. Die Trauben waschen und abtropfen lassen.

2 Die Zutaten, einschließlich der Apfel- und Traubenkerne und -schalen, in einen Entsafter geben und zu Saft pressen.

3 Den Drink mit der Petersilie garnieren.

Zubereitungszeit: 15 Minuten

Für 2 Portionen
3 Möhren
1 Pastinake
1 Salatgurke
1 grüne Paprikaschote
1 Apfel
1 kleines Bund Trauben (200 g)
1 EL frisch gehackte Petersilie

Fett-weg-Drink

1 Zitrusfrüchte und Gurke waschen und schälen. Grapefruits und Zitrone halbieren. Gurke etwas klein schneiden.

2 Alle Zutaten in einen Entsafter geben, zu Saft pressen und mit so viel Wasser auffüllen, dass es leicht trinkbar ist.

Zubereitungszeit: 10 Minuten

Für 2–3 Portionen
2 Grapefruits
1 Zitrone
1 Salatgurke

Leberreinigungssaft

Für 2 Portionen
4 Möhren
2 Äpfel
1 Bund Löwenzahn

1 Die Möhren waschen und putzen. Die Äpfel waschen und das Kerngehäuse entfernen. Den Löwenzahn waschen und trocken schütteln.

2 Alle Zutaten in einen Entsafter geben und zu Saft pressen.

Zubereitungszeit: 10 Minuten

Lymphreinigungssaft

Für 2 Portionen
1/4 Wassermelone (etwa 900 g)
125 g Himbeeren

1 Die Schale der Wassermelone abschneiden und die Kerne aus dem Fruchtfleisch entfernen. Die Himbeeren verlesen und nach Bedarf kurz waschen.

2 Beides in einen Entsafter geben und zu Saft pressen.

Zubereitungszeit: 10 Minuten

Gute-Laune-Saft

Für 1 Portion
4 Möhren
1 Stück frischer Ingwer (2,5 cm)
2 Feigen
2 Bananen

1 Möhren waschen und putzen. Ingwer schälen. Die Feigen waschen und den Stielansatz entfernen. Die Bananen schälen.

2 Alle Zutaten in einen Entsafter geben und zu Saft pressen.

Zubereitungszeit: 10 Minuten

Traubensaft

Für 1 Portion
500 g Weintrauben
Mineralwasser

1 Die Trauben waschen und die Stiele entfernen. Mit den Kernen in einen Entsafter geben und zu Saft pressen.

2 Traubensaft in ein Longdrinkglas geben und mit Mineralwasser auffüllen.

Zubereitungszeit: 10 Minuten

Körnige Gemüsebrühe

1 Das Gemüse waschen und putzen. Möhren und Sellerie in kleine Stücke, Porree in feine Streifen schneiden. Zwiebeln abziehen und in Würfel schneiden. Petersilie fein hacken.

2 Alle Zutaten in einem Mixer pürieren und mit Salz würzen.

3 Ein Backblech mit Backpapier auslegen und die Gemüsemasse darauf streichen. Das Backblech in den Backofen schieben und die Masse bei 70 °C (Umluft 50 °C, Gas Stufe 1) für etwa 12 Stunden trocknen lassen.

4 Die trockene Masse in einem Mixer fein mixen. Die körnige Gemüsebrühe in ein Schraubglas füllen und an einen trockenen, dunklen Ort stellen.

5 Für 1 Portion Gemüsebrühe 1 gestrichenen Esslöffel körnige Gemüsebrühe in 200 Milliliter Wasser auflösen.

Zubereitungszeit: 15 Minuten
Trocknungszeit: 12 Stunden

Für ca. 450 Gramm
300 g Möhren
300 g Knollensellerie
300 g Porree
150 g Zwiebeln
1/2 Bund Petersilie
1 EL Kräutersalz

Info

Die körnige Gemüsebrühe ist als Pulver, gut verschlossen in einem Schraubglas, sechs Monate haltbar.

Fenchelbrühe

1 Fenchel putzen, den Strunk entfernen und die Knolle in feine Streifen schneiden. Fenchelgrün fein hacken und beiseite legen. Orange schälen, die Filets auslösen und halbieren.

2 Die Gemüsebrühe aufkochen und Fenchelstücke, Orangensaft, wenig Kräutersalz und Zimt zugeben. Zugedeckt bei mittlerer Hitze etwa 15 Minuten dünsten. In den letzten 5 Minuten die Orangenfiletstücke zugeben.

3 Nach Bedarf vor dem Verzehr die festen Bestandteile abseihen und das Fenchelgrün darüber streuen.

Zubereitungszeit: 25 Minuten

Für 1 Portion
1 Fenchelknolle
1/2 Orange
200 ml Gemüsebrühe
1 TL Orangensaft
Kräutersalz
1 Messerspitze gemahlener Zimt

Paprikabrühe

Für 1 Portion
1 kleine rote Paprikaschote
1/2 Zwiebel
1 kleine Knoblauchzehe
2 EL Olivenöl
Cayennepfeffer
1 Prise Paprikapulver
1/4 TL gerebelter Oregano
1/4 l Gemüsebrühe
1/2 TL Kräutersalz

1 Paprikaschote waschen, putzen und das Fruchtfleisch klein würfeln. Zwiebel und Knoblauch abziehen und fein würfeln.

2 Öl erhitzen und die Zwiebel- und Knoblauchwürfel darin glasig dünsten. Paprika zugeben. Mit Cayennepfeffer, Paprikapulver und Oregano würzen und alles kurz schmoren lassen. Mit Brühe ablöschen und zugedeckt etwa 10 Minuten bei mittlerer Hitze dünsten. Mit Kräutersalz würzen.

Zubereitungszeit: 20 Minuten

Selleriebrühe

Für 1 Portion
1/2 kleine Sellerieknolle
1/2 Zwiebel
1/2 Apfel
2 EL Olivenöl
200 ml Gemüsebrühe
1 kleiner Zweig Liebstöckel
Kräutersalz

1 Sellerie waschen, schälen und in kleine Stücke zerteilen. Zwiebel abziehen und fein würfeln. Apfel waschen und das Fruchtfleisch in kleine Stückchen schneiden.

2 Das Öl erhitzen und die Zwiebel- und Apfelstücke darin andünsten. Die Selleriestücke zugeben und kurz mit anbraten. Alles mit der Brühe ablöschen.

3 Liebstöckel zugeben und zugedeckt bei mittlerer Hitze etwa 10 Minuten dünsten. Den Liebstöckelzweig entfernen und die Brühe mit Kräutersalz würzen.

Zubereitungszeit: 25 Minuten

Tipp Bei allen Brühen auf Wunsch die Gemüse- bzw. Fruchtstücke abseihen und nur die Brühe trinken.

Info Eine basenreiche Ernährung unterstützt den Körper, indem sie Säuren neutralisiert und optimale Bedingungen für alle Stoffwechselreaktionen schafft. Basenbildende Lebensmittel sind z. B. Kartoffeln, Gemüse und Hülsenfrüchte. Jede Gemüseart eignet sich, um eine Brühe herzustellen.

Spargelbrühe

1 Den Spargel schälen, waschen und schräg in 2 Zentimeter breite Stücke schneiden.

2 Die Brühe zum Kochen bringen. Die Spargelstücke und den Zucker zugeben. Das Ganze zugedeckt bei mittlerer Hitze etwa 10 Minuten dünsten.

3 Die Spargelbrühe mit Orangensaft und Kräutersalz würzen und auf Wunsch mit Nussöl verfeinern. Mit gehacktem Kerbel oder gehackter Petersilie bestreuen.

Zubereitungszeit: 25 Minuten

Info In der Spargelzeit sollte man beherzt zugreifen und viele Gerichte mit diesem besonderen Gemüse zubereiten. Es stimuliert die Nieren, entwässert und entsäuert, wirkt gegen Darmträgheit und Verstopfung.

Für 1 Portion
3 Stangen grüner oder weißer Spargel
200 ml Gemüsebrühe
1 TL Rohrohrzucker
Saft von 1/2 Orange
1/4 TL Kräutersalz
evtl. 1 TL Nussöl
(ersatzweise Sesam- oder Walnussöl)
1 EL Kerbel oder Petersilie,
frisch gehackt

Tomatenbrühe

1 Die Tomaten mit kochendem Wasser überbrühen, häuten und das Fruchtfleisch klein schneiden. Die Zwiebel abziehen und fein würfeln.

2 Öl erhitzen und die Zwiebel darin glasig werden lassen. Tomaten und Zucker zugeben und kurz mit anschmoren. Mit Brühe ablöschen und zugedeckt bei mittlerer Hitze etwa 10 Minuten dünsten lassen. Mit Kräutersalz würzen.

Zubereitungszeit: 20 Minuten

Info Beim Saftfasten wird die salzarme Gemüsebrühe täglich frisch gekocht, um dem Körper die wertvollen basenbildenden Mineralien aus dem Gemüse zuzuführen. Die Mineralien halten fit und stabilisieren den Stoffwechsel.

Für 1 Portion
2 Tomaten
1/2 Zwiebel
2 EL Olivenöl
1/2 TL Rohrohrzucker
200 ml Gemüsebrühe
1/2 TL Kräutersalz

Rezepte für das Früchtefasten

Beim Früchtefasten gibt es richtig was zu Beißen und Kauen. Doch nicht nur Obst, sondern auch Gemüse liefert Früchte, denn schließlich sind Früchte – botanisch gesehen – alles, was sich aus der befruchteten Blüte einer Pflanze entwickelt. Zum Fasten sollten die Obst- und Gemüsefrüchte möglichst aus biologischem Anbau stammen. Dips sind zum Früchtefasten ideal, denn sie eignen sich als Begleiter zu Pellkartoffeln oder zum Füllen von rohem, geputztem und ausgehöhltem Gemüse wie Paprikaschoten oder Tomaten.

Ob roh oder gedünstet – Gemüsefrüchte wie Zucchini und Paprikaschoten stehen beim Früchtefasten mit auf dem Speiseplan.

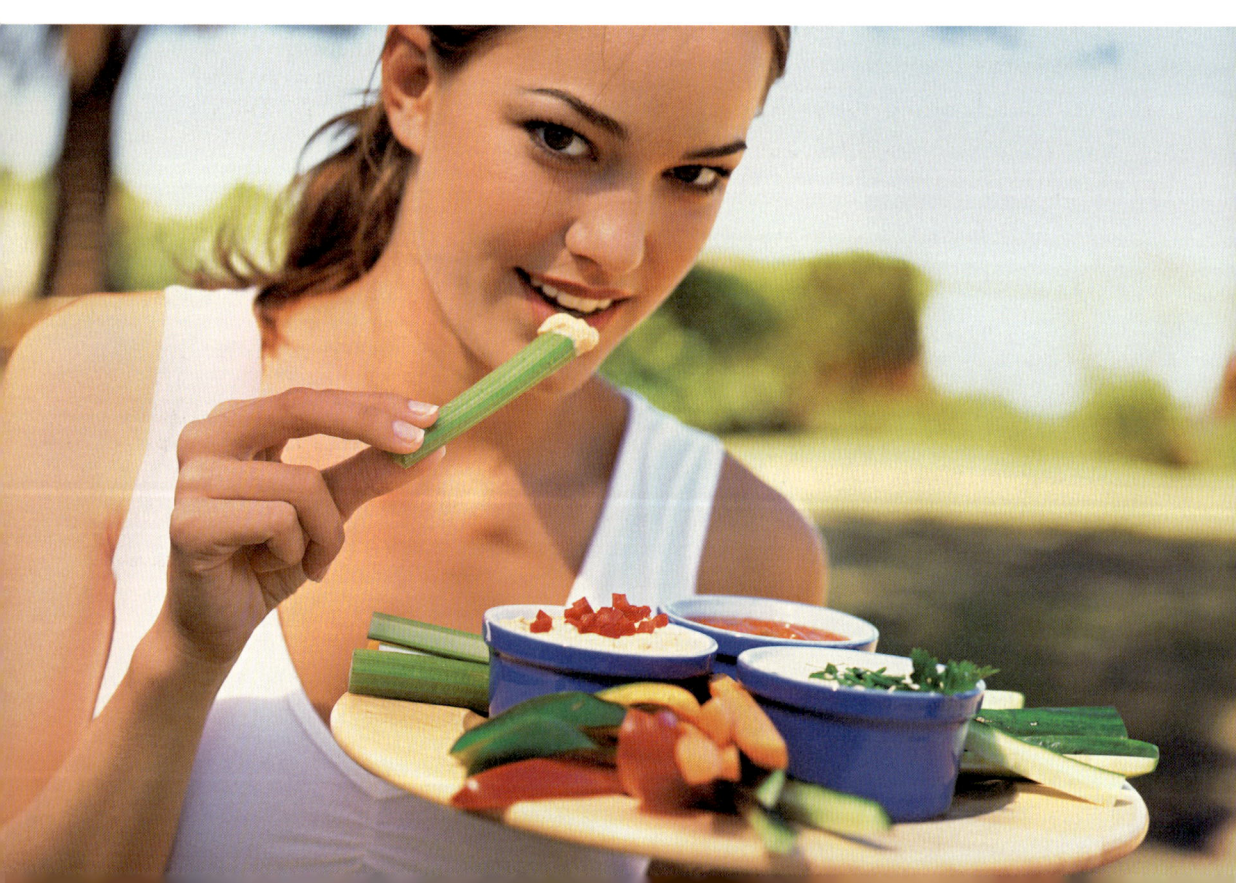

Avocado-Basisdip

Für 2 Portionen
1 reife Avocado
1 kleine Knoblauchzehe
Saft von 1/2 Zitrone
1 Spritzer Sojasauce
Kräutersalz

1 Die Avocado halbieren, den Kern entfernen und das Fruchtfleisch aus der Schale löffeln.

2 Knoblauch abziehen und durch eine Presse zur Avocado drücken. Zitronensaft und Sojasauce zufügen und alles mit einem Pürierstab pürieren. Mit Kräutersalz würzen.

Zubereitungszeit: 10 Minuten

Avocado-Tomaten-Paprikadip

Für 2 Portionen
1 Tomate
1/2 gelbe Paprikaschote
1 Rezept Avocado-Basisdip
(siehe oben)
1 Prise Cayennepfeffer
1 Prise Paprikapulver

1 Die Tomate waschen, halbieren, Stielansatz und Kerne entfernen und das Fruchtfleisch in sehr kleine Stücke schneiden. Paprikaschote waschen, putzen und das Fruchtfleisch in kleine Würfel schneiden.

2 Den Avocado-Basisdip mit Cayennepfeffer und Paprikapulver würzen und mit den Tomaten- und Paprikastücken vermengen.

Zubereitungszeit: 15 Minuten

Avocado-Kartoffel-Gemüsedip

Für 2 Portionen
1 kleine Pellkartoffel, abgekühlt
1 Rezept Avocado-Basisdip
(siehe oben)
2 EL Zuckermais (Dose)
2 EL Erbsen (TK-Ware)
2 EL frisch gehackte Petersilie

1 Die Pellkartoffel pellen, mit einer Gabel fein zerdrücken und mit dem Avocado-Basisdip vermengen.

2 Mais abtropfen lassen. Erbsen in heißem Salzwasser 5 Minuten blanchieren und abgießen. Mais, Erbsen und Petersilie unter den Dip heben.

Zubereitungszeit: 15 Minuten

Tipp Um den Dip geschmeidiger zu machen, kann man 1 Teelöffel Gemüsebrühe untermischen.

Curry-Ananasdip

Für 2 Portionen
1 EL Kokosflocken
2 Scheiben Ananas
1 Banane
1 Spritzer Zitronensaft
Kräutersalz
1/4 TL Currypulver

1 Die Kokosflocken in einer Pfanne ohne Fettzugabe unter Rühren rösten. Herausnehmen und abkühlen lassen.

2 Die Ananas von der Schale und dem harten Strunk befreien und das Fruchtfleisch in Stücke schneiden. Banane schälen und in grobe Stücke brechen.

3 Ananas- und Bananenstücke mit Zitronensaft, Kräutersalz und Currypulver in einem Mixer pürieren. Die gerösteten Kokosflocken unterziehen.

Zubereitungszeit: 15 Minuten

Brokkolipesto

Für 2 Portionen
250 g Brokkoli
1–2 Knoblauchzehen
300 ml Gemüsebrühe
60 g Sonnenblumenkerne
1 EL Olivenöl
1–2 TL frisch geriebener Meerrettich
(ersatzweise aus dem Glas)
1 TL Zitronensaft
Kräutersalz
frisch gemahlener Pfeffer

1 Den Brokkoli waschen, putzen und in Röschen zerteilen. Knoblauch abziehen und fein würfeln. Die Gemüsebrühe erhitzen und den Brokkoli und den Knoblauch darin in etwa 15 Minuten weich kochen.

2 Eine beschichtete Pfanne ohne Öl erhitzen und die Sonnenblumenkerne darin unter Rühren anrösten. Herausnehmen und abkühlen lassen.

3 Die gerösteten Sonnenblumenkerne in einer kleinen Mühle fein zermahlen.

4 Brokkolibrühe abgießen und beiseite stellen. Brokkoli, gemahlene Sonnenblumenkerne, Öl, Meerrettich und Zitronensaft pürieren. Bei Bedarf ein paar Esslöffel Brokkolibrühe zufügen, bis eine streichbare Konsistenz erreicht ist. Mit Salz und Pfeffer würzen.

Zubereitungszeit: 25 Minuten

Rote-Bete-Meerrettichdip

1 Die Rote Bete waschen, schälen, putzen und in kleine Stücke schneiden. Die Zwiebel abziehen und fein würfeln.

2 Öl erhitzen und die Zwiebel darin glasig dünsten. Agavendicksaft einrühren, die Rote Bete zugeben und anschmoren. Mit Aceto balsamico ablöschen.

3 Brühe angießen, Kräutersalz zugeben und bei geringer Hitze zugedeckt etwa 40 Minuten dünsten. Dabei kontrollieren, ob noch genug Flüssigkeit im Topf ist.

4 Die Rote Bete in einem Mixer pürieren und mit Meerrettich würzen.

Zubereitungszeit: 50 Minuten

Für 2 Portionen
1 kleine Rote-Bete-Knolle
1 kleine Zwiebel
2 EL Olivenöl
1 EL Agavendicksaft
3 EL Aceto balsamico
100 ml Gemüsebrühe
Kräutersalz
1 TL frisch geriebener Meerrettich
(ersatzweise aus dem Glas)

Möhren-Knoblauchdip

1 Die Möhren waschen und putzen. Den Apfel vom Kerngehäuse befreien. Möhren und Apfel in einem elektrischen Zerkleinerer fein zerhacken.

2 Den Knoblauch abziehen und durch eine Knoblauchpresse zum Gemüse drücken. Zitronensaft, Mandelmus, Ketchup zugeben und alles fein pürieren. Mit Kräutersalz und Pfeffer würzen.

Zubereitungszeit: 15 Minuten

Für 2 Portionen
3 Möhren
1/2 Apfel mit Schale
1 Knoblauchzehe
1 Spritzer Zitronensaft
3 EL Mandelmus
3 EL Tomatenketchup
Kräutersalz
frisch gemahlener Pfeffer

Mango mit Beerenallerlei

1 Die Mango schälen und das Fruchtfleisch in Stücke schneiden. Die Beeren waschen und verlesen.

2 Beides auf einem Teller anrichten.

Zubereitungszeit: 10 Minuten

Für 1 Portion
1 Mango
250 g Beeren nach Wahl

Exotisches Früchtecarpaccio

Für 1 Portion
3 Erdbeeren
1 Kiwi
1 Banane
1/2 Mango
1/2 Papaya
Saft von 1 Limette
Minzblätter

1 Das Obst waschen, putzen, schälen und in dünne Scheiben schneiden. Leicht überlappend auf einen Teller legen.

2 Mit etwas Limettensaft beträufeln und mit Minzblättern garnieren.

Zubereitungszeit: 10 Minuten

Aprikosensorbet

Für 1 Portion
3 reife Aprikosen (ca. 180 g)
100 g Galia-Melone
1 EL Cashewnussmus
(Naturkostladen)
1 TL Honig
Zimtpulver

1 Aprikosen putzen, klein schneiden und mindestens 5 Stunden einfrieren. Sind sie über Nacht eingefroren, vor der Zubereitung etwa 10 Minuten antauen lassen.

2 Melone putzen, in Stücke schneiden und mit dem Cashewnussmus pürieren. Die gefrorenen Aprikosenstücke nach und nach mitpürieren. Nach Bedarf mit Honig und Zimt würzen. Das Sorbet sofort verzehren.

Zubereitungszeit: 10 Minuten
Einfrierzeit: mindestens 5 Stunden

Tipp Das Sorbet kann man mit Birnendicksaft oder Ahornsirup statt mit Honig süßen.

Obstsalat mit Früchtesauce

Für 1 Portion
1 Apfel
1 Birne
1 Kiwi
6 Erdbeeren
1/2 Orange
1 kleine, reife Mango

1 Apfel, Birne, Kiwi und Erdbeeren putzen und in mundgerechte Stücke schneiden. Auf einem Teller anrichten.

2 Orange zu Saft pressen. Mango schälen und das Fruchtfleisch mit dem Orangensaft fein pürieren. Die Sauce über den Obstsalat geben.

Zubereitungszeit: 10 Minuten

Bananeneis

1 Banane schälen, in Stücke schneiden und mindestens 5 Stunden einfrieren.

2 Die gefrorene Banane etwas antauen lassen. Etwas Sojamilch pürieren und dabei nach und nach die Bananenstücke zugeben. Je nach Konsistenz mehr Sojamilch zugeben. Das Mark der Vanilleschote auskratzen und unter das Eis mischen.

Zubereitungszeit: 10 Minuten
Einfrierzeit: mindestens 5 Stunden

Für 1 Portion
1 Banane
etwa 80 ml Sojamilch
Mark von 1/2 Vanilleschote

Mango-Orangensorbet

1 Mango schälen und das Fruchtfleisch in Stücke schneiden. Die Orange heiß abwaschen, mit einem Zestenreißer einige Streifen aus der Schale lösen. Beides in einen Gefrierbeutel geben und mindestens 5 Stunden einfrieren.

2 Die Orange auspressen und den Saft nach und nach mit den gefrorenen Mangostücken und Orangenzesten pürieren.

Zubereitungszeit: 10 Minuten
Einfrierzeit: mindestens 5 Stunden

Für 1 Portion
1 Mango
1 unbehandelte Orange (Bio)

Melonenteller mit Banane und Beeren

1 Die Honigmelone schälen, die Kerne entfernen und das Fruchtfleisch würfeln.

2 Die Banane schälen und in Stücke schneiden. Die Beeren waschen und verlesen. Alles zusammen auf einem Teller anrichten.

Zubereitungszeit: 10 Minuten

Für 1 Portion
1/2 Honigmelone
1 Banane
250 g Beeren

Rezepte für das Suppenfasten

Das gute alte Suppengemüse ist eine Wohltat für den Organismus. Es liefert reichlich Basen und sorgt für guten Geschmack.

Beim Suppenfasten sorgt das zubereitete Gemüse in Kombination mit stärkereichen Lebensmitteln, wie es die Kartoffel oder Pastinake sind, für einen stabilen Blutzuckerspiegel und lang anhaltende Sättigung. Geschmacklich fein abgestimmt mit frischen Kräutern, liefern sie wertvolle Mineralien und Spurenelemente. Doch auch sonnengereiftes, vitalstoffreiches Obst lässt sich zu feinen Suppen verarbeiten. Insgesamt fühlt man sich beim Suppenfasten leistungsfähig, warm und satt.

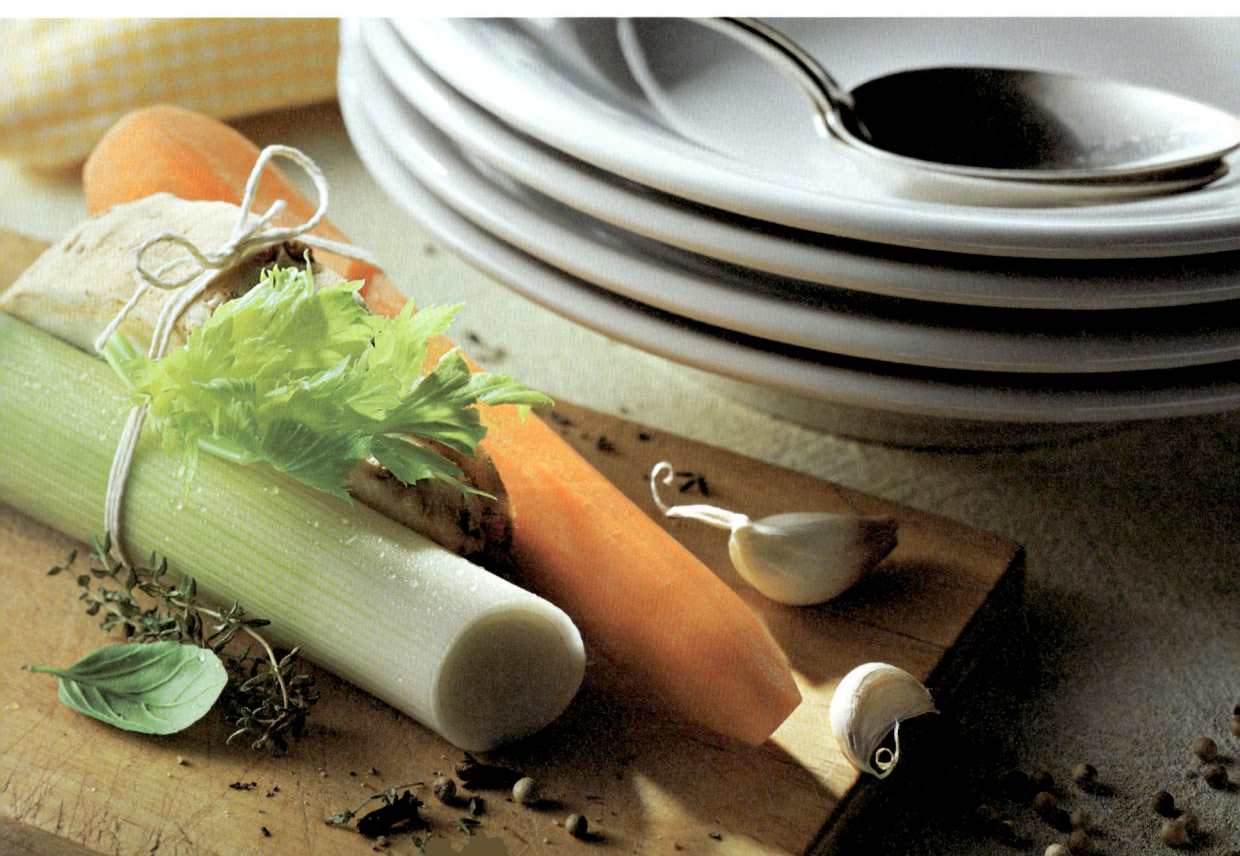

Linsen-Kokos-Paprikasuppe

1 Die Linsen in einer Schüssel mit kaltem Wasser bedecken und 3 Stunden einweichen. Das Einweichwasser abgießen und die Linsen abtropfen lassen.

2 Die Paprikaschote waschen, putzen und das Fruchtfleisch in Würfelchen schneiden. Die Zwiebel abziehen und fein würfeln.

3 Das Öl erhitzen und die Zwiebelwürfel mit dem Currypulver darin anschmoren. Linsen und Paprikawürfel zugeben und kurz mitbraten. Mit der Brühe ablöschen und die Suppe salzen. 20 Minuten zugedeckt bei mittlerer Hitze garen.

4 Zum Schluss die Kokosmilch angießen und die Suppe noch einmal aufkochen lassen.

Zubereitungszeit: 30 Minuten
Einweichzeit: 3 Stunden

Für 1 Portion
80–100 g Berglinsen
1/2 rote Paprikaschote
1 kleine Zwiebel
2 EL Olivenöl
1/4 TL Currypulver
200 ml Gemüsebrühe
Kräutersalz
100 ml Kokosmilch

Auberginen-Tomatencremesuppe

1 Die Aubergine waschen, schälen und das Fruchtfleisch in kleine Würfel schneiden. Die Tomaten von den Stielansätzen befreien, mit kochendem Wasser überbrühen, häuten und das Fruchtfleisch klein schneiden. Die Zwiebel abziehen und fein würfeln.

2 Das Öl erhitzen und die Zwiebelwürfel darin glasig dünsten. Tomaten- und Auberginenstücke zugeben, kurz anschwitzen und mit der Brühe ablöschen. 10 Minuten zugedeckt bei mittlerer Hitze dünsten.

3 Das weiche Gemüse pürieren und die Cremesuppe mit Kräutersalz würzen.

Zubereitungszeit: 20 Minuten

Für 1 Portion
1 mittelgroße Aubergine
3 Tomaten
1 Zwiebel
2 EL Olivenöl
150 ml Gemüsebrühe
Kräutersalz

Kartoffelsuppe mit Mangold

Für 1 Portion
2 mehlig kochende Kartoffeln
1/4 l Gemüsebrühe
5 Mangoldblätter mit Stielen
1/2 Zwiebel
2 EL Öl
1/4 TL frisch geriebene Muskatnuss
Kräutersalz

1 Kartoffeln waschen, schälen und vierteln. Die Brühe zum Kochen bringen und die Kartoffelstücke darin etwa 15 Minuten garen. Die Kartoffeln in der Brühe fein zerstampfen.

2 Mangoldblätter waschen, abtropfen lassen, von den Stielen trennen und in schmale Streifen schneiden. Die Stiele auch in dünne Streifen schneiden. Zwiebel abziehen und fein würfeln.

3 Das Öl erhitzen und die Zwiebelwürfel darin glasig dünsten. Die Mangoldstiele kurz mitbraten. Die Kartoffelbrühe angießen und die Suppe mit Muskatnuss und Kräutersalz würzen. Zugedeckt bei mittlerer Hitze etwa 8 Minuten garen.

4 Die klein geschnittenen Mangoldblätter dazugeben und alles zusammen weitere 5 Minuten bei schwacher Hitze köcheln lassen.

Zubereitungszeit: 40 Minuten

Süßkartoffelsuppe mit Petersilienwurzel

Für 1 Portion
1 Süßkartoffel (Batate)
1 Petersilienwurzel
1 kleine Zwiebel
2 EL Olivenöl
1/4 l Gemüsebrühe
Kräutersalz
1 EL frisch gehackte Petersilie

1 Die Süßkartoffel und die Petersilienwurzel waschen, schälen, putzen und in 1 Zentimeter große Würfel schneiden. Die Zwiebel abziehen und fein würfeln.

2 Das Öl in einem Topf erhitzen und die Zwiebelwürfel darin glasig dünsten. Die Gemüsewürfel zugeben und kurz anschmoren. Mit der Brühe ablöschen und das Ganze zugedeckt bei mittlerer Hitze 15 Minuten köcheln lassen.

3 Etwa die Hälfte der gekochten Gemüsewürfel aus dem Topf nehmen, fein pürieren und wieder zugeben. Die Suppe mit Kräutersalz würzen und mit Petersilie bestreuen.

Zubereitungszeit: 30 Minuten

Pastinaken-Kürbissuppe

1 Die Pastinake waschen, schälen, putzen und in kleine Stücke schneiden. Den Kürbis schälen, die Samen entfernen und das Fruchtfleisch klein schneiden. Die Zwiebel abziehen und fein würfeln.

2 Die Brühe erhitzen und Pastinake, Kürbis und Zwiebel zugeben. Mit Salz, Pfeffer und Agavendicksaft würzen. Das Ganze 5 Minuten kochen lassen, die Hitze reduzieren und bei mittlerer Hitze zugedeckt etwa 20 Minuten köcheln lassen.

3 Inzwischen die Kürbiskerne (nicht die Samen aus dem Hokkaido-Kürbis) in einer Pfanne ohne Fettzugabe anrösten.

4 Das gekochte Gemüse pürieren und mit Kürbiskernöl beträufeln. Die Kürbiskerne über die Suppe streuen.

Zubereitungszeit: 30 Minuten

Für 1 Portion
1 mittelgroße Pastinake
1/2 kleiner Hokkaido-Kürbis
1 kleine Zwiebel
300 ml Gemüsebrühe
Kräutersalz
frisch gemahlener Pfeffer
1 EL Agavendicksaft
1 EL Kürbiskerne
1 TL Kürbiskernöl

Maisschaumsüppchen

1 Frischen Mais vom Kolben schneiden bzw. gefrorenen Mais auftauen und abtropfen lassen.

2 Die Honigmelone schälen, die Kerne entfernen und das Fruchtfleisch in Stücke schneiden.

3 Das Nussöl in einem Topf erhitzen und die Maiskörner darin kurz anschmoren. Die Melonenstücke dazugeben und mit der Brühe ablöschen. Zugedeckt bei mittlerer Hitze etwa 10 Minuten köcheln lassen.

4 Den Topfinhalt pürieren und durch ein Sieb streichen. Den Safran zugeben. Die Suppe durch erneutes kurzes Pürieren aufschäumen. Mit Kräutersalz würzen.

Zubereitungszeit: 25 Minuten

Für 1 Portion
5 EL frischer Mais
(oder 100 g gefrorener Mais)
1/8 kleine, reife Honigmelone
2 EL Nussöl
1/4 l Gemüsebrühe
1 Messerspitze Safran
(oder ein paar Safranfäden)
Kräutersalz

Möhren-Ingwersuppe

Für 1 Portion
2 Möhren
1 kleine Zwiebel
frischer Ingwer
2 EL Olivenöl
1/2 TL Currypulver
200 ml Gemüsebrühe
1 TL Apfeldicksaft
Kräutersalz
frisch gemahlener Pfeffer
1/2 Orange

1 Die Möhren waschen, putzen und in kleine Stücke schneiden. Die Zwiebel abziehen und fein würfeln. Den Ingwer schälen und fein reiben; es soll etwa ein halber Teelöffel sein.

2 Das Öl in einem Topf erhitzen und die Zwiebelwürfel mit dem Currypulver und dem Ingwer darin andünsten. Die Möhrenstücke zugeben und kurz anschmoren. Mit der Gemüsebrühe ablöschen und zugedeckt bei mittlerer Hitze etwa 10 Minuten garen.

3 Die Suppe pürieren und mit Apfeldicksaft, Kräutersalz und Pfeffer würzen. Zum Schluss den Saft der Orange auspressen und unter die heiße Suppe rühren.

Zubereitungszeit: 20 Minuten

Gurkensuppe mit Sprossen

Für 1 Portion
1/2 Schlangengurke
1 Zwiebel
1 Knoblauchzehe
1 EL Olivenöl
150 ml Gemüsebrühe
1 EL Reismehl
Kräutersalz
frisch gemahlener Pfeffer
frisch geriebene Muskatnuss
2 EL Radieschensprossen

1 Gurke putzen, schälen und in kleine Stücke schneiden. Zwiebel und Knoblauch abziehen und fein würfeln.

2 Das Öl erhitzen und Zwiebel und Knoblauch darin anschwitzen. Die Gurkenstücke zugeben, kurz mitdünsten und mit 100 Milliliter Brühe ablöschen. Das Ganze zugedeckt bei mittlerer Hitze etwa 8 Minuten dünsten. Fein pürieren.

3 Die restliche kalte Brühe mit dem Mehl verrühren und unter das pürierte Gemüse rühren. Die Suppe kurz aufkochen und andicken lassen. Mit Salz, Pfeffer und Muskatnuss würzen.

4 Die Sprossen kalt abspülen, abtropfen lassen und auf die Suppe streuen.

Zubereitungszeit: 20 Minuten

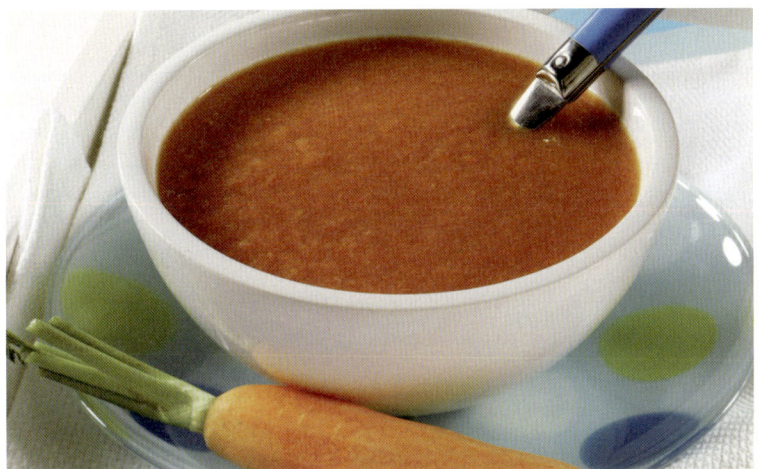

Die Möhren-Ingwersuppe wärmt wohltuend und schmeckt angenehm pikant.

Hafercremesuppe

1 Das Olivenöl in einem Topf erhitzen und die Haferflocken darin unter Rühren kurz anrösten.

2 Die Brühe aufgießen und die Haferflocken aufkochen lassen. Die Hitzezufuhr reduzieren und die Haferflocken etwa 5 Minuten quellen lassen. Noch warm verzehren.

Zubereitungszeit: **10 Minuten**

Für 1 Portion
1 EL Olivenöl
4 gestrichene EL feine Vollkornhaferflocken
1/4 l Gemüsebrühe

Sommerliche Fruchtsuppe

1 Nektarinen, Pfirsiche und Aprikosen waschen, das Fruchtfleisch jeweils vom Kern lösen und klein schneiden. Die Orange waschen, halbieren und ihren Saft auspressen.

2 Die Fruchtstücke mit Apfel- und Orangensaft in einem Mixer fein pürieren. Nach Geschmack mit Agavendicksaft verfeinern.

Zubereitungszeit: **10 Minuten**

Für 1 Portion
2 Nektarinen
2 Pfirsiche
2 Aprikosen
1 Orange
100 ml naturtrüber Apfelsaft
1 TL Agavendicksaft (nach Geschmack)

Frühlings-Kressesuppe

Für 1 Portion
5 Frühlingszwiebeln
1/2 kleine Stange Porree
1 gekochte Pellkartoffel
1/2 Kästchen Kresse
150 ml Gemüsebrühe
Kräutersalz
frisch geriebene Muskatnuss
frisch gemahlener Pfeffer
evtl. 1 TL Öl (z. B. Maiskeimöl,
Sesamöl, Kürbiskernöl)

1 Die Frühlingszwiebeln und den Porree waschen, putzen und in schmale Ringe schneiden. Die Pellkartoffel pellen und in kleine Stücke schneiden. Die Kresse vom Beet schneiden, kalt abspülen und abtropfen lassen.

2 Die Gemüsebrühe zum Kochen bringen und die Zwiebel- und Porreeringe darin zugedeckt bei mittlerer Hitze etwa 8 Minuten dünsten. In den letzten 2 Minuten die Kartoffelstücke zugeben. Zum Ende der Garzeit die Kresse untermischen.

3 Das Ganze in einem Mixer fein pürieren. Mit Kräutersalz, Muskatnuss und Pfeffer würzen. Auf Wunsch mit etwas Öl verfeinern.

Zubereitungszeit: 20 Minuten

Chinakohl-Kräutersüppchen

Für 1 Portion
1/4 kleiner Chinakohl
1 kleine Zwiebel
2 EL Olivenöl
1/2 TL gerebelter Estragon
1/4 l Gemüsebrühe
Kräutersalz
frisch gemahlener Pfeffer

1 Den Chinakohl vom Strunk befreien, die Blätter nach Bedarf waschen und in sehr feine Streifen schneiden. Die Zwiebel abziehen und fein würfeln.

2 Das Öl in einem Topf erhitzen und die Zwiebelwürfel darin glasig dünsten. Den Chinakohl und den Estragon zugeben, kurz anschmoren lassen und mit der Gemüsebrühe ablöschen. Das Ganze etwa 7 Minuten bei mittlerer Hitze zugedeckt köcheln lassen.

3 Die Suppe mit Kräutersalz und Pfeffer würzen.

Zubereitungszeit: 20 Minuten

Info Estragon unterstützt die Galle bei der Fettverdauung und wirkt harntreibend.

Ananas-Kichererbsensuppe

1 Die Kichererbsen mit kaltem Wasser bedecken und über Nacht einweichen. Am nächsten Tag das Einweichwasser abgießen und die Kichererbsen abtropfen lassen.

2 Zwiebel und Knoblauch abziehen und fein würfeln. Das Öl erhitzen und Zwiebel und Knoblauch darin mit Currypulver und Cumin anschmoren. Die Kichererbsen und das Lorbeerblatt dazugeben. Mit der Brühe ablöschen und zugedeckt bei mittlerer Hitze mindestens 45 Minuten köcheln lassen.

3 Den Ananassaft zugießen und die Suppe mit Kräutersalz kräftig würzen. Die Ananasscheibe schälen, in kleine Stücke schneiden und zum Schluss in die Suppe geben.

Zubereitungszeit: 50 Minuten
Einweichzeit: über Nacht

Für 1 Portion
100 g Kichererbsen
1 kleine Zwiebel
1 kleine Knoblauchzehe
2 EL Öl
1/4 TL Currypulver
1/4 TL Cumin (Kreuzkümmel)
1 Lorbeerblatt
200 ml Gemüsebrühe
50 ml Ananassaft
Kräutersalz
1 dicke Scheibe Ananas

Bohnensuppe mit Apfel

1 Die Stangenbohnen waschen, putzen und schräg in 0,5 Zentimeter breite Streifen schneiden. Die Zwiebel abziehen und fein würfeln. Den Apfel schälen, das Kerngehäuse entfernen und das Fruchtfleisch in kleine Würfel schneiden.

2 Das Öl erhitzen und die Zwiebelwürfel darin glasig dünsten. Apfel- und Bohnenstücke zugeben und kurz anschmoren. Mit dem Essig ablöschen.

3 Apfelsaft und Gemüsebrühe zugeben und mit Kräutersalz und Pfeffer kräftig würzen. Zugedeckt bei mittlerer Hitze etwa 10 Minuten köcheln lassen. Die Bohnensuppe mit Thymian garnieren.

Zubereitungszeit: 25 Minuten

Für 1 Portion
1 Handvoll (80 g) Stangenbohnen
1 kleine Zwiebel
1 süßer Apfel
2 EL Olivenöl
2 EL Weinessig oder Aceto balsamico
100 ml Apfelsaft
100 ml Gemüsebrühe
Kräutersalz
frisch gemahlener Pfeffer
1/4 TL gerebelter Thymian

Rezepte für die Entlastungs- und Aufbautage

Äpfel sind zum Fastenbrechen ideal. Ihre Pektine, lösliche Ballaststoffe, gelangen unverändert in den Dickdarm und dienen wichtigen Darmbakterien als Nahrungsquelle.

Die Aufbautage zählen noch zum Fasten. Sie sorgen für einen behutsamen Übergang wieder zu fester Kost, vor allem, wenn man vorher, wie beim Saftfasten, nur flüssige Nahrung zu sich genommen hat. Zu Beginn des Fastenbrechens empfiehlt es sich, mittags einen reifen, zimmerwarmen Apfel behutsam und genüsslich zu essen. Abends kann man dann eine Portion Pellkartoffeln mit gedünstetem Gemüse sowie einen schmackhaften Dip essen. Am nächsten Morgen empfiehlt sich die sämige Mandelmilch oder eines der vorgestellten Müslis sowie mittags zum Beispiel einen Gemüseteller.

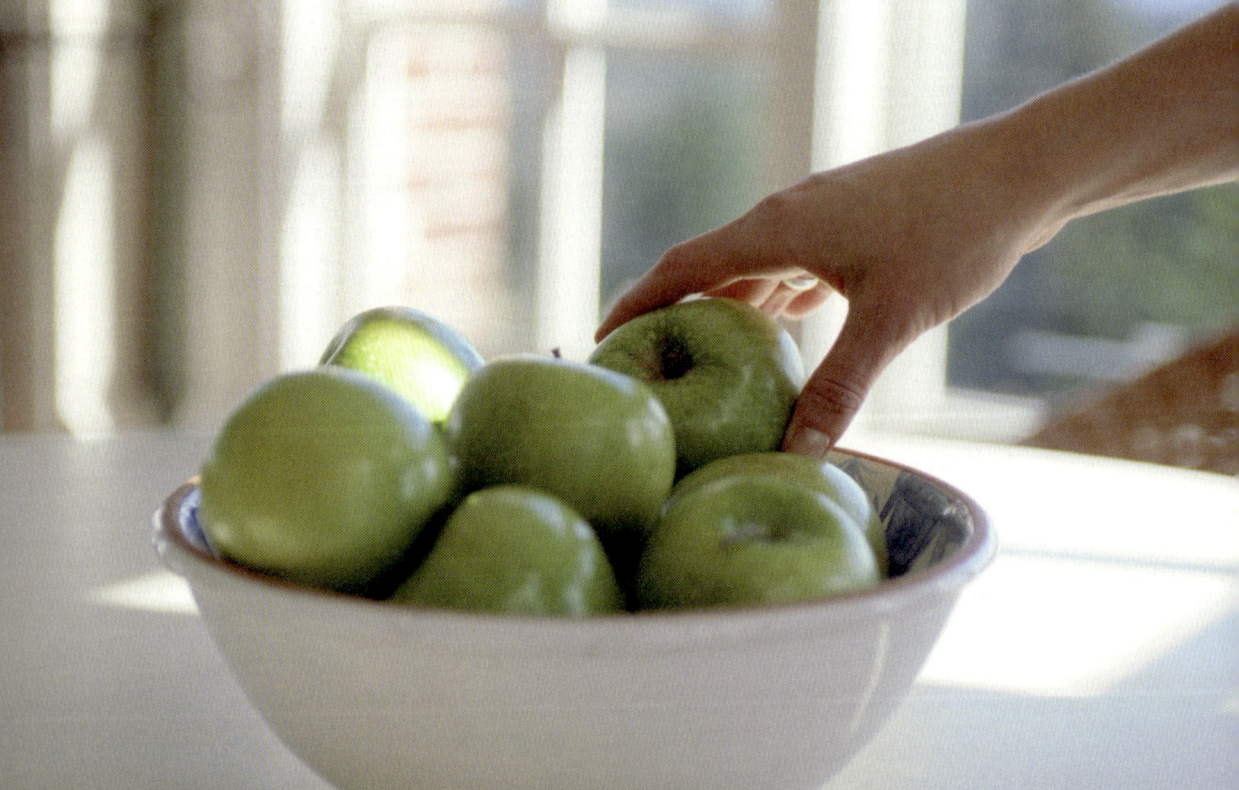

Mandelmilch

Für 1 Portion
1–2 Bananen
1–2 EL Mandelmus

1 Die Bananen schälen und in grobe Stücke schneiden.

2 Die Bananenstücke, das Mandelmus und ¼ Liter Wasser in einen Mixer geben und alles zu einer sämigen Flüssigkeit pürieren.

Zubereitungszeit: 5 Minuten

Fitmacher-Schokomüsli

Für 1 große Portion
1 EL Haselnusskerne
4 EL Haferflocken
1 TL Carob- oder Kakaopulver
1 Banane
1 Kiwi
1 Birne
1 Pfirsich
1 Handvoll Weintrauben
1 Zitrone
1 EL Leinöl, Sonnenblumenkerne,
Leinsamen oder Kürbiskerne
(nach Geschmack)
1 Orange

1 Die Haselnüsse hacken. Eine Pfanne ohne Fett erhitzen und die Haferflocken darin unter ständigem Rühren leicht rösten. Die Haselnüsse und Carob- oder Kakaopulver untermischen. Die Pfanne von der Kochstelle ziehen und abkühlen lassen.

2 Banane und Kiwi schälen und in kleine Stücke schneiden. Birne und Pfirsich waschen, Kerngehäuse bzw. Kern entfernen und das Fruchtfleisch in mundgerechte Stücke schneiden. Die Weintrauben waschen und ganz lassen. Alle Obstarten miteinander vermischen. Den Zitronensaft auspressen und über den Obstsalat träufeln.

3 Den Obstsalat mit der gerösteten Haferflocken-Haselnuss-Mischung bestreuen. Eventuell etwas Leinöl, Sonnenblumenkerne, Leinsamen oder Kürbiskerne untermischen.

4 Den Saft der Orange auspressen und das Müsli damit würzen.

Zubereitungszeit: 10 Minuten

Tipp Das Fitmacher-Schokomüsli lebt von den reifen Früchten, die es bestücken. Falls man nicht alle aufgeführten Obstarten bekommt, weicht man ganz einfach auf andere aus. So kann man auch gut Äpfel, Aprikosen oder Grapefruit verwenden.

Flockenmüsli

Für 1 Portion
2 EL Vollkornhaferflocken
2 EL Hirseflocken
1 TL Rosinen
75 ml Mandelmilch (Rezept S. 93)
1/2 Apfel
1/2 Banane
2 TL Honig
Zimtpulver
gemahlene Vanille
Zitronensaft

1 Die Hafer- und Hirseflocken mit den Rosinen und der Mandelmilch verrühren.

2 Das Kerngehäuse des Apfels entfernen und das Apfelfruchtfleisch mit der Schale ins Müsli reiben. Die Banane schälen, in kleine Stücke schneiden und zum Müsli geben.

3 Das Müsli mit Honig süßen und nach Belieben mit Zimtpulver, Vanillepulver und Zitronensaft würzen.

Zubereitungszeit: 10 Minuten

Mediterraner Gemüseteller

Für 1 Portion
1 Zwiebel
1 Knoblauchzehe
1 kleine Aubergine
1 mittelgroße Zucchini
2 Tomaten
1 Paprikaschote
8 grüne, entkernte Oliven
2 EL Olivenöl
1 TL Rosmarin
1 TL Thymian
75 ml Gemüsebrühe
1 EL Pesto rosso
Kräutersalz
frisch gemahlener Pfeffer
frisches Basilikum

1 Zwiebel und Knoblauch abziehen und fein würfeln. Aubergine und Zucchini waschen, putzen und in mundgerechte Stücke zerteilen. Tomaten waschen, vom Stielansatz befreien, entkernen und das Fruchtfleisch würfeln. Paprikaschote waschen, halbieren, Stielansatz, Trennwände und Kerne entfernen und das Fruchtfleisch in schmale Streifen schneiden. Die Oliven in Scheiben schneiden.

2 Olivenöl erhitzen und Zwiebel und Knoblauch darin andünsten. Auberginen, Zucchini, Tomaten und Oliven sowie Rosmarin und Thymian zugeben und kurz mitanschwitzen.

3 Das Gemüse mit der Gemüsebrühe ablöschen und zugedeckt bei mittlerer Hitze etwa 8 Minuten dünsten. Pesto zugeben und unterrühren. Mit Salz und Pfeffer würzen.

4 Basilikum waschen, trocken schütteln und in Streifen schneiden. Das Gemüse anrichten und mit den Basilikumstreifen garnieren.

Zubereitungszeit: 25 Minuten

Sachregister

Aufbautage 60ff.
Bewegungsnaturell 21ff.
Blutreinigung 55, 58f., 63, 65, 67, 73
Blutwerte 15, 21
Brottrunk 41f., 45, 51, 54, 62f.
Chlorella 43, 45, 51, 53, 62ff.
Colon-Hydro-Therapie 40
Darmreinigung 39f., 52, 54, 62, 64, 66
Dickdarm 14, 24, 40, 52
Einlauf 39f., 52, 58
Einreibungen 44
Empfindungsnaturell 23ff.
Entgiftung 52f.
Entlastungstage 49, 62, 64, 66
Entsäuerungsbäder, basische 41, 45
Erkältungskrankheiten 15
Ernährungsnaturell 20f., 26
Fasten, natürliches 8
Fastenbrechen
  - Früchtefasten 60, 65
  - Saftfasten 61, 63
  - Suppenfasten 61, 67
Fasten-Einsteiger-Pakete 45
Fastentage 52ff.
  - Früchtefasten 52ff., 64
  - Saftfasten 62
  - Suppenfasten 66
Fastentypcheck, großer 33
Fatburner-Enzymtag 57f.
Fitness-Workout 46f., 62ff.
Früchtefasten 28ff., 33, 60, 64f.
Fußbad, warmes 44
Gelenke 14
Glaubersalz 52
Hämoglobin 10
Harnsäure 9, 11
Hausarzt 35
Haut 13
Joker Suppenfasten 31
Kapha-Typ 20f., 26, 33
Kopfschmerzen 14
Langsamverbrenner 17
Leberwickel 42f., 45, 54ff., 62ff.

Leistungsabfall 13
Massagen 44
Migräne 14
Mischnaturelle 25
Müdigkeit 13
Öl-Zieh-Kur 38f., 45, 62ff.
Pitta-Typ 21f., 28, 33
Saftfasten 26f., 33, 61ff.
Saftpressen 69
Sauna 44, 63, 65, 67
Säure-Basen-Haushalt 9f.
Schlacken 8, 10f., 13, 15, 18, 20, 30ff., 39ff., 42ff.
Schnellverbrenner 18, 24
Stärkung des Immunsystems 55f.
Stoffwechselumstellung 8
Suppenfasten 30f., 33, 61, 66f.
Tonerde, grüne 41, 45, 51, 62ff.
Trinken 36f.
Trockenbürsten 39, 45, 62ff.
Übersäuerung 9f.
Unterzucker 18
Vata-Typ 23ff., 30, 33
Wechseldusche 41, 62ff.
Zellulitis 10
Zunge reinigen 38, 45, 62ff.

Rezeptregister

Ananas-Kichererbsensuppe 91
Aprikosensorbet 82
Auberginen-Tomatencremesuppe 85
Avocado-Basisdip 79
Avocado-Kartoffel-Gemüsedip 79
Avocado-Tomaten-Paprikadip 79
Bananeneis 83
Bohnensuppe mit Apfel 91
Brokkolipesto 80
Chinakohl-Kräutersüppchen 90
Cleaning red 71
Cleaning light 71
Curry-Ananasdip 80
Exotisches Früchtecarpaccio 82
Fatburner-Cocktail 72
Fenchelbrühe 75

Fett-weg-Drink 73
Finestar 73
Fitmacher 72
Fitmacher-Schokomüsli 93
Flockenmüsli 94
Früchtecarpaccio, exotisches 82
Früchtepower 72
Fruchtsuppe, sommerliche 89
Frühlings-Kressesuppe 90
Gemüsebrühe, körnige 75
Gemüseteller, mediterraner 94
Gurkensuppe mit Sprossen 88
Gute-Laune-Saft 74
Hafercremesuppe 89
Heiße Zitrone 70
Herz-Fitmacher 73
Kartoffelsuppe mit Mangold 86
Körnige Gemüsebrühe 75
Leberreinigungssaft 74
Linsen-Kokos-Paprikasuppe 85
Lymphreinigungssaft 74
Maisschaumsüppchen 87
Mandelmilch 93
Mango mit Beerenallerlei 81
Mango-Orangensorbet 83
Mediterraner Gemüseteller 94
Melonenteller mit Banane und Beeren 83
Möhren-Ingwersuppe 88
Möhren-Knoblauchdip 81
Obstsalat mit Früchtesauce 82
Paprikabrühe 76
Pastinaken-Kürbissuppe 87
Rote-Bete-Meerrettichdip 81
Selleriebrühe 76
Sommerliche Fruchtsuppe 89
Spargelbrühe 77
Süßkartoffelsuppe mit Petersilienwurzel 86
Tomatenbrühe 77
Traubensaft 74
Zitrone, heiße 70

Impressum

© 2009 by Südwest Verlag, einem Unternehmen der Verlagsgruppe Random House GmbH, 81673 München

Projektleitung
Eva Wagner
Redaktion
Dr. Ute Paul-Prößler
Korrektorat
Dana Török
Bildredaktion
Elisabeth Franz
Gesamtproducing, Satz
Andreas Rimmelspacher, Murnau
Umschlaggestaltung
R.M.E. Eschlbeck | Kreuzer | Botzenhardt
Litho
Artilitho, Lavis - Trento (IT)
Druck und Bindung
Druckerei Plenk, Berchtesgaden

Printed in Germany

Das für dieses Buch verwendete FSC-zertifizierte Papier *Profibulk* wurde produziert von Sappi Alfeld und geliefert durch die IGEPA

ISBN 978-3-517-08501-2

9817 2635 4453 6271

Hinweis

Danksagung

Viele Freunde haben zur Enstehung dieses Fastenbuchs beigetragen. Mein besonderer Dank gilt Eva Polzer für ihre Ideen und Motivation, Julia Böttner für das Fitness-Workout, Judith Maassen für die Fastenrezepte sowie Margret Braun für ihre Rezeptideen. Gisela Held danke ich für ihre Eis- und Sorbetrezepte. Ein herzliches Dankeschön geht auch an alle Mitarbeiter des Fastenwanderzentrums Birkhalde sowie an meine Eltern für ihre unermüdliche Unterstützung.

Über die Autoren

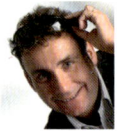

Ralf Moll (Dipl.-Oecotrophologe) führt – nach seiner Tätigkeit in einer Fasten- und Ernährungsklinik in Villingen – seit 1996 als Begründer des Typfastens in seinem Fastenwanderzentrum im Schwarzwald, in der Toskana und auf der kanarischen Insel La Palma betreute individuelle Fastenwochen durch. Als Autor und Referent gibt er regelmäßig sein Wissen weiter. Er ist Mitglied der Ärztegesellschaft Heilfasten und Ernährung e.V.

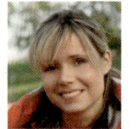

Julia Böttner (Dipl.-Sportwissenschaftlerin) schrieb ihre Diplomarbeit zum Thema »Typfasten, Stoffwechselveränderungen und Bewegung«. Sie ist als Trainerin und Nordic-Walking-Instructor tätig und leitet Gesundheitskurse. Außerdem ist sie im Bereich des Spitzensports (Olympia) und als Personaltrainerin tätig (www.JBeFit.de).

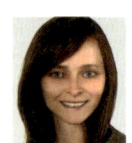

Judith Maassen (Dipl.-Oecothrophologin) arbeitete viele Jahre in einem Naturkostfachgeschäft sowie an der Seite von Margret Braun im Naturkostrestaurant Königshäuschen in Jülich. Als Food-Redakteurin und Autorin bekannter Verlage kreiert sie vegetarische, basische Gerichte.

Bildnachweis

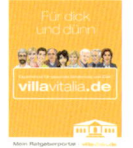

Julia Böttner 96 M. (privat); A. Bossenmaier, Empfingen 96 o.; Corbis 16 (Pixland, lizenzfrei); Creativ Collection 31 (ccvision); Falken Verlag 27, 56 (Klaus Arras); Goodshot 4, 34; Image Source 48; istockphoto 53 (Ivan Mateev), 68 (Daniel Oertelt); Judith Maassen 96 u. (privat); Photo Alto 11 (Pierre Bourrier); PhotoDisc 92; Stockdisc 18; StockFood, München 89 (Michael Brauner); Südwest Verlag 84 (Klaus Arras), 70 (Michael Brauner), 46 (Emely), 47 (Forster & Martin Fotografie), 78 (Michael Holz), 36 (Michael Nagy), 6, 22 (Nick Olonetzky), 41, 42 (Kristiane Vey)
Bilder im Inhaltsverzeichnis aus dem Innenteil